唇鼻整形美容手术图谱

Atlas of Naso-labial Plastic & Cosmetic Surgery

主　编　刘建华　石　冰

编委会（以姓氏笔画为序）

王　兴　石　冰　朱慧勇　刘　凯　刘建华　李志勇　邱蔚六

郑　谦　郑树森　黄　旭　崔钟宇（Jong Woo Choi）　谭晓燕

编　者（以姓氏笔画为序）

王　龑	四川大学华西口腔医院	余　丹	浙江大学附属第一医院
石　冰	四川大学华西口腔医院	林　轶	浙江大学附属第一医院
包霆威	浙江大学附属第一医院	林忠泵	杭州整形医院
朱慧勇	浙江大学附属第一医院	周　芳	杭州整形医院
刘　凯	上海交通大学医学院附属第九人民医院	郑　谦	四川大学华西口腔医院
刘建华	浙江大学附属第一医院	赵文权	浙江大学附属第一医院
李志勇	浙江大学附属第一医院	施嫣彦	杭州整形医院
李青锋	上海交通大学医学院附属第九人民医院	唐冬生	杭州整形医院
李承浩	四川大学华西口腔医院	黄　旭	浙江大学附属第一医院
杨　超	四川大学华西口腔医院	崔钟宇（Jong Woo Choi）	韩国首尔峨山医院
杨甄宇	杭州整形医院	谭晓燕	杭州整形医院
吴求亮	浙江大学附属第一医院	魏　栋	浙江大学附属第一医院
何剑锋	浙江大学附属第一医院		

U0322563

人民卫生出版社

图书在版编目（CIP）数据

唇鼻整形美容手术图谱 / 刘建华, 石冰主编. —北京：人民卫生出版社, 2016

　　ISBN 978-7-117-23101-5

　Ⅰ．①唇…　Ⅱ．①刘…②石…　Ⅲ．①唇－整形外科手术－图谱②鼻－整形外科手术－图谱　Ⅳ．①R782.2-64②R765.9-64

　　中国版本图书馆 CIP 数据核字（2016）第 203394 号

人卫智网	www.ipmph.com	医学教育、学术、考试、健康，
		购书智慧智能综合服务平台
人卫官网	www.pmph.com	人卫官方资讯发布平台

唇鼻整形美容手术图谱

主　　编：刘建华　石　冰
出版发行：人民卫生出版社（中继线 010-59780011）
地　　址：北京市朝阳区潘家园南里 19 号
邮　　编：100021
E - mail：pmph @ pmph.com
购书热线：010-59787592　010-59787584　010-65264830
印　　刷：三河市宏达印刷有限公司
经　　销：新华书店
开　　本：889 × 1194　1/16　　印张：12
字　　数：380 千字
版　　次：2016 年 12 月第 1 版　2016 年 12 月第 1 版第 1 次印刷
标准书号：ISBN 978-7-117-23101-5/R · 23102
定　　价：108.00 元

打击盗版举报电话：010-59787491　E-mail：WQ @ pmph.com
（凡属印装质量问题请与本社市场营销中心联系退换）

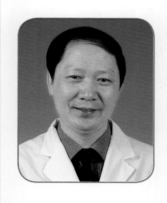

刘建华

　　浙江大学附属第一医院口腔颌面外科主任，主任医师；浙江大学博士生导师，医学博士；浙江大学《口腔科学》教学委员会主任，责任教授；浙江省口腔医师协会副会长；浙江省口腔颌面外科专委会第一副主任委员；浙江省抗癌协会口腔肿瘤专委会副主任委员；中国修复重建外科专委会头颈外科组委员。1977年就读于浙江医科大学口腔医学系；1989年赴日本岐阜大学医学部口腔外科留学；1999年赴美国克利夫兰总医院（CCF）口腔颌面外科、整形外科进修。2006年被聘为国家自然科学基金评议专家，2008年被聘为教育部科技奖评审专家，2010年被聘为浙江省公安厅人身伤害鉴定委员会专家，2012年被聘为原浙江省卫生厅职称晋升高评委专家。作为主要完成人获得省部级科技进步二、三等奖8项（其中作为第一完成人获得3项）。获国家专利2项。先后发表论文70余篇，部分在 *J Oral Maxillofac Surg*、*Int J Oral Maxillofac Surg*、*Clinical Anatomy*、*British J of Oral and Maxillofacial Surg* 等国际知名期刊发表，并且被 SCI 收录。兼任 *Biomed Research International* 国际杂志编委；《中国修复重建外科杂志》、《口腔医学》、《中国组织工程研究》等杂志编委；《中华口腔医学杂志》、《中南大学学报》、《浙江大学学报》英文版、《口腔医学》杂志、《中华临床医师杂志》、《浙江医学》杂志、《中国组织工程研究》杂志等特约审稿专家。

　　从事临床工作30余年。擅长口腔颌面部肿瘤大型手术，颌面部正颌手术，唇裂、腭裂修复手术，唇缺损的修复等。

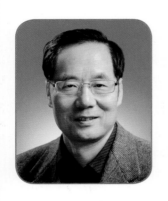

石 冰

四川大学华西口腔医学院二级教授，四川大学华西口腔医学院副院长。华西口腔医院唇腭裂外科一级专家，博士研究生导师、四川省科学与技术带头人。兼任中华口腔医学会口腔颌面外科专业委员会候任主委，《国际口腔医学杂志》主编，卫生计生委有突出贡献的中青年专家，新世纪百千万人才工程国家级人选，政府津贴获得者，国际牙医师学院院士，美国微笑列车全球唇腭裂医学专家委员会委员。

主编和主译出版了《唇腭裂修复外科学》、《唇腭裂手术图谱》、《唇腭裂综合治疗学》、《唇腭裂的初期整复》、《唇腭裂序列治疗丛书》等。获国家自然科学基金重点项目及面上项目资助7项，获国家教学成果二等奖两项、中华医学奖（三等）一项和四川省科技进步奖（二等，三等）两项，四川省教学成果一等奖两项。发表论文300余篇，其中SCI收录论文80余篇。

临床擅长领域口腔颌面部畸形与缺损的修复与重建，尤其是先天性唇腭裂原发和继发畸形的外科整复及序列治疗。

序 一

医学，特别是外科学，为一门实践性很强、技术性要求很高的专业。它具有在科学理论指导下，解决做什么和怎么做的特色；而应用图谱的方式来解决做什么和怎么做，在医学书籍来讲，是一种有效的方法和手段。

由浙江大学附属第一医院刘建华教授和四川大学华西口腔医院石冰教授主编的《唇鼻整形美容手术图谱》即将问世。拜读之余欣以为序。

唇、鼻是颌面部重要器官，不但具有重要的解剖生理功能，而且密切关系面中下部的容貌完整和美观，甚至影响人类的社会与社交活动。

唇鼻畸形和缺损可由发育性因素抑或继发创伤、疾病（诸如肿瘤术后、先天性梅毒等）而引起，是一类常见病。唇鼻畸形缺损的类型和症状千变万化，外科医师需因类、因症制订手术方式，具有强烈的个体化性质；如果患者对美容效果的要求过高，对手术效果过于苛求，甚至可造成继发性心境障碍。为此，外科医师必须抱着精益求精和实事求是的态度向患者进行解说，力求获得患者双方都获满意的结果。

本书的特点是：

1. 以图解为主，辅以解说。

2. 手术划分精细，适合多种类型畸形和缺损的选用。

3. 内容充分反映了浙江大学附属第一医院、四川大学华西口腔医院、上海交通大学附属第九人民医院、杭州整形医院以及韩国首尔峨山医院等多家单位的专家们在唇鼻畸形和缺损方面的经验，加以总结和较全面的介绍。

唇鼻畸形或缺损的整复涉及的临床科室较多，本书阅读对象主要是口腔颌面外科、整形、美容外科、耳鼻咽喉科等科室的医生，也可供解剖学、发育生物学、生理学、语言学以及美学等基础医学有关学科参考。

上海交通大学医学院附属第九人民医院

中国工程院院士 口腔颌面外科教授

2016 年 6 月于上海

鼻唇结构是容貌结构的重要组成部分。鼻唇结构的协调、对称，对容貌美有着十分重要的影响。口腔颌面部的许多疾病常常累及鼻唇结构，甚至破坏鼻唇结构的正常形态，从而对患者的容貌造成严重影响，也影响患者口颌系统的生理功能，影响患者的心理健康。这类畸形也常常对患者的升学就业、职业选择、婚姻恋爱等产生不良影响。

从事鼻唇畸形整复的口腔颌面外科医生、整形外科医生，不仅需要高超的整复外科技术，而且需要有对一系列整复外科技术精益求精的追求，对患者充满同情与爱心。尽其所能完善矫正患者的畸形，为患者创造美的容貌。

由于我国人口众多，我们的医疗机构都有着极其丰富的患者资源库，我们的同事也较国外同道有更多的临床实践与医疗服务机会，这为我们的临床研究和临床水平的提高提供了得天独厚的优越条件。近年来，我国口腔颌面外科专家在鼻唇整复领域已经进行了大量具有开创性的基础研究和临床研究工作，取得了不菲的成就，受到了国际同行的高度关注，提升了我国学者在这一领域的话语权，促进了中国口腔颌面外科的发展，也让越来越多的中国鼻唇畸形患者受益。

刘建华教授与石冰教授就是我国口腔医学界在鼻唇整复领域涌现出来的优秀专家的代表。他们精诚合作，组织各自团队的优秀学术骨干共同编写了《唇鼻整形美容手术图谱》。在编写的过程中，他们还邀请了整形外科、美容外科的著名专家以及部分国外知名专家共同参与了这本专著的编写，使这本专著不仅体现了我国口腔颌面外科界在这一领域的研究成果，而且体现了国际国内多学科研究交叉融合的成果，体现了难能可贵的合作精神。从而使这本专著达到了集国内外和多学科学者研究成果之大成的高水平。

纵览本书的结构与内容，具有系统性、连贯性、图文并茂的特点。编写体例也充分考虑了临床医师的思考方式和操作模式，因此具有很强的实用性。特别是还配备了各种简图以便于读者更好更容易地阅读理解与掌握。

我相信这本专著的出版、发行，将为我国广大口腔颌面外科、整形外科以及美容外科医师的鼻唇整复临床工作提供有益的指导与帮助。为我国鼻唇整复工作水平的提高做出贡献。我也衷心希望编写团队的朋友们，在刘建华、石冰两位教授的带领下，不断推广经验和规范操作技术，不断创新和实践，积极听取读者的反馈意见，总结经验，为我国鼻唇整复外科不断取得新的成就而努力。

中华口腔医学会会长
2016 年 5 月

《唇鼻整形美容手术图谱》，经由浙江大学附属第一医院、四川大学华西口腔医院、上海交通大学医学院附属第九人民医院、杭州整形医院，以及韩国首尔峨山医院的口腔及整形外科众多专家的共同努力下，终于形成一部独具特色的对口腔、整形外科及耳鼻咽喉科临床医生具有实际指导意义的手术参考书籍。

唇、鼻位于面部最突出位置，细微的差别对面容的影响都是巨大的。这些部位的手术，由于术者的临床经验、审美观的不同，其结果会大不一样。采用千篇一律的手术方法，不考虑每个患者的具体情况和要求，不符合近年来广大人民群众越来越高的审美需求。本书从每个患者、每个病例的个性化需求角度出发，尽可能多地给出各种解决方案，具有非常鲜明的特色，这也是区别于之前国内出版的大多数外科手术学书籍之处。

两位主编之一的刘建华教授在我院工作30余年，积累了丰富的临床经验，作为国家重点临床专科的口腔颌面外科主任，多年来致力于各类唇部缺损的个性化修复方式的研究，在国内外发表了许多相关论文。他介绍的各种个性化手术方法，有些已经编入国内本科医学生的统编教材，有些获得省部级科技进步奖励。相信通过本书的出版，能够造福于更广大的患者。

另一位主编，四川大学华西口腔医院石冰教授，在唇腭裂修复领域早已享誉国内外。之前作为主编出版过多部相关著作，其中也有唇腭裂手术的系列丛书。国内相关专业的各种教科书中都可见到他撰写的章节。在本书中仅唇、鼻部先天性畸形就介绍了20多种的手术方式，可谓基本囊括了所有的畸形修复术式，可以满足各种唇、鼻部先天性畸形的个性化整形需求。

我相信，在国内外众多著名口腔外科、整形外科与美容外科专家及他们的团队共同努力下编著出版的这本《唇鼻整形美容手术图谱》，能很好地起到指导相应专业临床医师开展并且提高手术技能的效果。当然，由于这是国内首部专注于唇、鼻的整形手术图谱，难免会有不足之处，希望经过数年后的总结、再版，更上一层楼。

郑树森

中国工程院院士
浙江大学附属第一医院
2016 年 6 月

前　言

近年来，患者对医疗质量的需求已经从过去的要求功能为主过渡到功能与形态具有同等地位的现状，特别是针对颌面部的手术治疗。这就要求我们从事临床一线工作的医师有着更强的使命感和业务钻研精神，必须坚持形态与功能并举的治疗原则，才能满足日益增长的患者的需求，深一步说，才能在国际同行交流的领域上有话语权。

相对于身体其他部位的畸形，颌面部器官的畸形对患者身心健康影响更大，即使是微小的畸形也值得我们在临床治疗中高度重视。

颌面部畸形尤以鼻唇部畸形常见，包括原发性畸形和继发性（获得性）畸形。以往的整形或美容方面书籍中鲜有以鼻、唇部各种畸形为重点的写作方式，多是进行系统性介绍，且仅仅介绍一些常规的手术方法，缺乏针对性。但在临床上，医生遇到的许多手术个案，只采用教科书介绍的常规术式很难达到理想的效果。如果在介绍各种手术方法的同时，做到对各种畸形再进行细分，更有针对性，即为患者制订个性化的手术方案，对大多数临床医生会有很大的帮助。

为此，我们尝试以鼻唇部器官为对象，按照从鼻唇器官的正常形态到美容整复，先天性畸形整复和后天获得性畸形整复的顺序进行了编写。

在写作方法上，为了便于临床医师的查阅和应用，我们坚持全书按畸形疾病细分后进行编写，包括适应证、手术方法和步骤、典型病例介绍、注意事项等，对不便于理解的手术设计，专门配上示意图以加强读者的认识。在手术方法和步骤的编写上，争取让读者通过手术步骤的图片就能看懂整个操作过程。

为了确保本书编写的学术质量，我们专门组织了目前在我国从事相应专业比较擅长的专家团队编写，其中唇腭裂畸形整复部分我们按照常见原发和继发畸形种类，介绍了大量的经过华西口腔医院唇腭裂外科团队多年实践和改进的系列手术方法，虽然这些方法有的已经在国内外学术期刊发表，但从临床操作上进行如此系统的介绍，将更有助于读者的理解以及实践。

口唇部及唇周组织的后天修复有其特殊性。不像舌、口底、颊部甚至软腭的缺损修复，主要考虑功能的恢复，多种多样的皮瓣都可以达到目的。多数唇缺损修复后，往往会遗留小口畸形、歪嘴畸形、无唇红等问题。其中小口畸形对老年患者最大的影响是活动义齿的摘下和戴入；而年轻人则往往在意手术后唇部的畸形和无唇红的问题。由于各种教科书、参考书上介绍的术式未能对适应证进行严格的分类，而且每个术式其术后的效果如何也没有介绍，导致这些问题在临床上困扰着大多数的口腔颌面外科医生。

浙江大学附属第一医院口腔颌面外科团队，历经 30 余年，在数百例唇缺损修复手术的基础上，总结出了 20 多种针对唇部不同部位、不同大小、不同个体、不同类型缺损的个性化修复方案，使得每个患者都能得到最佳的治疗。在计算机辅助唇缺损修复方案的设计，以及个性化唇缺损修复方法的选择等领域先后获得多次省部级科技进步奖励。该团队多年来不断改进的多种手术方案，在上海交通大学医学院附属第九人民医院（以下简称上海九院）邱蔚六院士和张志愿教授的推荐下，编入了第 7 版的《口腔颌面外科学》教材。

作为国内整形外科领域的领头单位,上海九院整形外科也给了本书有力的支持。其中李青峰教授和刘凯主任介绍的通过前胸部唇鼻形态的预构成然后转移到面部重建全鼻和全上唇缺损的方法,给同行提供了大范围脸部器官缺损自体换脸手术的新途径。

鼻部和唇部的美容手术部分,在编写时间比较紧凑的情况下,得到了杭州整形医院谭晓燕院长以及上海九院整形外科刘凯主任的大力支持,使得本书能够按时完成,在此我们表示衷心的感谢。

韩国整形外科医师协会秘书长崔钟宇教授提供的全鼻缺损修复案例,给我们带来了韩式整形的视觉冲击,其对外形的精益求精的要求留给我们深刻的印象。有许多值得我们借鉴的地方。在此也表示对韩国首尔峨山医院整形外科团队的谢意。

虽然为了确保本书编写的学术质量,在编写初期编委们达成了较为一致的编写计划,但在实际编写过程中,仍难免带有专家各自的写作风格和特点等,敬请读者予以理解。

浙江大学附属第一医院

四川大学华西口腔医院

2016 年 5 月

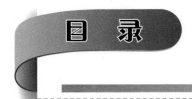

目　录

第一篇　唇鼻的解剖
Anatomical structure of lips and nose

第二篇　唇、鼻美容手术
Cosmetic surgery of lips and nose

第三篇　唇鼻先天性畸形整复术
Plastic surgery of nasolabial congenital deformity

第四篇　唇鼻获得性缺损与畸形的整复术
Plastic surgery of acquired nasolabial defect and deformities

第一篇　唇鼻的解剖

Anatomical structure of lips and nose

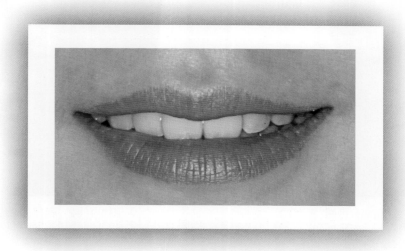

唇鼻的应用解剖

Applied anatomy of lips and nose

第一节　唇鼻部在面部分区中的位置
Facial partition and location of lips and nose

　　颜面部根据其表面形态及解剖特点,可分为多个解剖区域(图1-1-1-1,图1-1-1-2)。其中唇的上界以鼻底与鼻分界,下界以颏唇沟与颏区分界,两侧界以"八"字形的唇面沟与颊区分界;鼻区下界以鼻底与唇分界,两侧从内眦至鼻翼的鼻面沟与眶区和眶下区分界,上方以鼻根点与额面区分界。唇区和鼻区位于颜面部中央,不但行使呼吸、咀嚼、发音、表情等重要功能,而且是对颜面部美观影响最大的两个解剖区域。唇和鼻外形向外凸起,主要由软组织及软骨组成,因此也是颜面部最容易受伤,造成组织缺损畸形的区域。

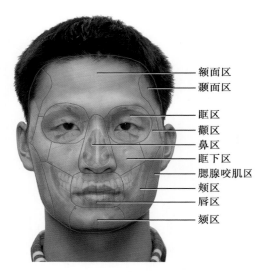

額面区
顳面区
眶区
顴区
鼻区
眶下区
腮腺咬肌区
颊区
唇区
颏区

图1-1-1-1　面部分区图(正面)

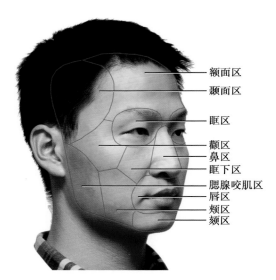

額面区
顳面区
眶区
顴区
鼻区
眶下区
腮腺咬肌区
唇区
颊区
颏区

图1-1-1-2　面部分区图(侧面)

第二节　唇鼻部的局部正常解剖标志
Normal anatomical sign of lips and nose

一、唇的表面解剖标志

　　唇区位于面部下三分之一处,包括上下唇及口裂周围的面部组织,是颜面部活动范围最大的两个瓣状软组织结构。上下唇均可以被分为三部分:从鼻底和颏唇沟到红唇缘的皮肤部,也称白唇;红唇缘至干、湿性红唇交界线的部分,称为红唇;红唇内侧为黏膜部。唇区有诸多解剖及美学标志(图1-1-2-1,图1-1-2-2):

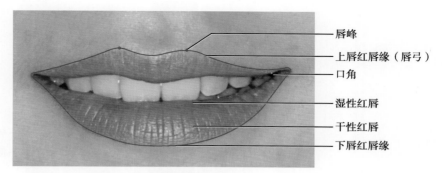

唇峰
上唇红唇缘（唇弓）
口角
湿性红唇
干性红唇
下唇红唇缘

图 1-1-2-1 唇的解剖标志 1

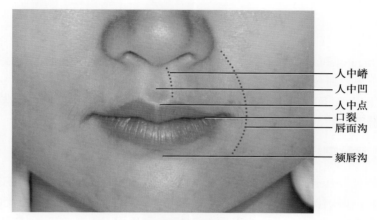

人中嵴
人中凹
人中点
口裂
唇面沟
颏唇沟

图 1-1-2-2 唇的解剖标志 2

1. 口裂（oral fissure） 上下唇之间的横行裂隙。口裂正中的点称为口裂点。口裂的宽度是判断大口及小口畸形的指标。

2. 口角（angle of mouth） 口裂两端，上下唇红缘交汇之处称为口角。正常口角位置一般位于两侧尖牙和第一前磨牙之间，进行口角开大或缩小手术时常以此为标志来确定口裂的宽度。

3. 红唇（vermilion） 指上下唇的黏膜与皮肤移行的区域，也称为唇红。正常红唇颜色为朱红色，红润有光泽。一些病理状态下可以呈发绀、苍白或黑紫色。红唇区域有红唇缘、唇弓、干性红唇、湿性红唇、唇珠、唇峰、人中点等形态学标志，是唇的美学修复中非常重要的解剖标志。

4. 红唇缘（vermilion border） 红唇与皮肤接的边缘称为红唇缘，也叫唇红缘。上唇的红唇缘呈扁 M 形，类似弓的形态，称为唇弓（Cupid's bow）。下唇红唇缘呈不明显的 W 形，结构相对简单。

5. 唇珠（procheilon） 上唇中部向前向下突起的部分称为唇珠，是唇裂手术中需要关注并尽量恢复正常形态的解剖结构。

6. 唇峰（peak of Cupid's bow） 上唇唇弓位于唇珠两侧的 M 形最高点称为唇峰，是唇裂畸形患侧移位最明显的解剖标志。

7. 干性红唇（dry vermilion）和湿性红唇（wet vermilion） 红唇向外与皮肤相交，向内侧与唇黏膜相交，上皮下方缺乏皮脂腺和小唾液腺。与皮肤相交的部分易干燥，称为干性红唇；与黏膜相交的部分有唾液湿润，称为湿性红唇。两者之间有一条可分辨的界限，是进行唇裂手术及唇部修复需要注意恢复的解剖标志（图 1-1-2-3）。

8. 人中（philtrum） 上唇皮肤表面正中有从鼻小柱向下至唇红缘的纵形浅沟，称为人中或人中凹。

9. 人中嵴（philtrum crest） 人中凹两侧各有一条突起的与人中平行的纵形皮肤嵴，从鼻小柱根部两侧向下延伸至两侧唇峰，称为人中嵴。

10. 人中点（philtrum point） 人中与唇红缘的交点，即 M 形唇弓在中线的最低点称为人中点。

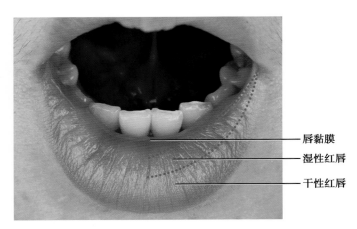

图 1-1-2-3　干性和湿性红唇分界

11. 颏唇沟（mentolabial sulcus）　下唇与颏部之间的横行凹陷，是唇区与颏区的分界线。下唇方块切除时常以此沟为下界以避免明显的瘢痕。

12. 唇面沟（labiofacial sulcus）　上唇与颊部之间的斜形凹陷。在唇面沟做手术切口瘢痕不明显，是鼻唇沟瓣制备及缝合的解剖标志之一。

二、鼻的表面解剖标志

鼻（nose）由外鼻（external nose）、鼻腔（nasal cavity）和鼻窦（nasal sinus）三部分构成。外鼻是指突出于面部的部分，由骨和软骨为支架，外面覆以皮肤构成。外鼻形如三棱锥体，突出于颜面中央，易受外伤，是本书主要涉及的解剖内容。外鼻的表面解剖标志有鼻根、鼻尖、鼻背、鼻翼、鼻底、鼻孔和鼻小柱等（图 1-1-2-4，图 1-1-2-5）：

1. 鼻根（radix nasi）　外鼻上端与额部连接的地方。

2. 鼻尖（apex nasi）　鼻前下端隆起的地方称为鼻尖。

3. 鼻背（dorsum nasi）　鼻根与鼻尖之间的部分称为鼻背。

4. 鼻底（base of the nose）　锥形的外鼻底部称为鼻底，一般呈尖指向鼻尖的三角形。鼻底上两个卵圆形孔称为鼻孔（nostril）。

5. 鼻小柱（columellanasi）　两侧鼻孔之间的隆基称为鼻小柱。

6. 鼻翼（alaenasi）　鼻孔外侧的隆起称为鼻翼。

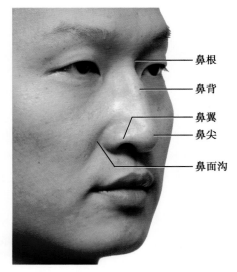

鼻根
鼻背
鼻翼
鼻尖
鼻面沟

图 1-1-2-4　鼻解剖标志

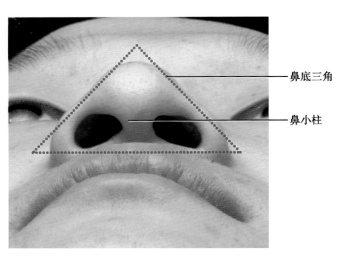

鼻底三角
鼻小柱

图 1-1-2-5　鼻底解剖标志

7. 鼻面沟（nasofacial sulcus） 鼻外侧与眶下区相邻的长形凹陷称为鼻面沟。鼻面沟与唇面沟合称为鼻唇沟（nasolabial sulcus）。沿着鼻唇沟做手术切口，瘢痕不明显。鼻唇沟变浅是面神经颊支受损的重要临床表现之一。

第三节　唇鼻的组织解剖特点
Tissue anatomical characteristics of lips and nose

一、唇的组织解剖特点

（一）唇的形态和结构

1. 唇的色泽　唇红呈现的颜色是黏膜下层血管乳头的色泽，正常情况下是朱红色。当人体处于贫血状态时会显露出口唇苍白，而在缺氧条件下唇红会出现发绀。因此在观察患者唇的形态进行客观评价时，必须去除唇膏和其他润滑剂。

2. 唇的厚度　唇的厚度是指口轻轻闭合时，上下红唇部的厚度。唇红厚度在上下唇及不同的部位并不一致。这代表了两层意思，一个是指上下唇两者之间的厚度不一致，另一个是指唇中央和近口角处的厚度也不相同。

（1）唇厚：根据上下唇中份平均厚度可分为四类：①小薄唇：厚度在 4mm 以下；②中等唇：5~8mm；③偏厚唇：9~12mm；④厚凸唇：大于 12mm（图 1-1-3-1）。上下唇的厚度不完全一致，而且下唇通常比上唇厚。不同人种唇的厚度也有较大差别，黑人唇厚明显大于白种和黄种人，中国广东广西人的唇厚也大于国内其他地区人群。唇厚需要与患者面型，尤其是面部高度和宽度协调才能给人以美感。部分人的薄唇是红唇部发育不足导致的。

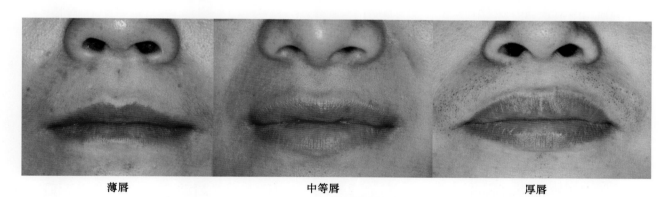

薄唇　　　　　　　　中等唇　　　　　　　　厚唇

图 1-1-3-1　不同唇厚比较

（2）唇红：在中央部位较两侧丰满，上下唇在口角处逐渐变薄并互相连接。上唇的解剖结构尤其复杂，其唇红缘呈弓形，国外有"丘比特之弓（Cupid's bow）"之称。唇弓中份上方有人中嵴，下方是突向下前方的唇珠，这些解剖结构标志明显，对外观影响较大。因此在进行唇部手术时要尽量避免损伤这些标志的外形。在唇腭裂患者的唇部美学修复中，恢复这些解剖标志是手术的重点和难点。由于唇部的肌肉有较大的活动度，在静止状态和活动状态下，这些解剖结构会有不同，因此对于伴有肌肉延续性破坏甚至缺失的患者，如唇腭裂患者来说，完全的重建是非常困难的。

（二）唇区的肌肉

唇周围肌按照部位可以分为上组、下组和口轮匝肌，其中口轮匝肌是主要肌肉，上组和下组肌肉则呈放射状排列在口轮匝肌的周围（图 1-1-3-2）。单独的口轮匝肌只能做闭口运动，上下唇丰富灵活的运动形式是唇周围的肌肉组群协调运动获得的。

1. 唇周围肌上组　包括笑肌、颧大肌、颧小肌、提上唇肌、提上唇鼻翼肌和提口角肌（表 1-1-3-1）。

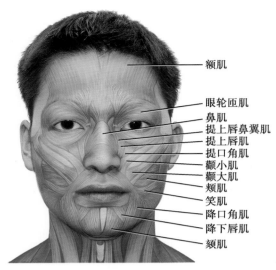

图 1-1-3-2　唇鼻部肌肉

表 1-1-3-1　唇周围肌上组

上组表情肌	起点	止点	作用
笑肌	腮腺咬肌筋膜	口角和唇部皮下	牵拉口角向后外上
颧大肌	颧骨颧颞缝前方	口角和唇部皮下	牵拉口角向外上
颧小肌	颧骨颧颌缝后方	口角内侧和上唇外侧皮下	牵拉口角向外上
提上唇肌	上颌骨眶下缘和颧突	与口轮匝肌交织	牵拉上唇向上
提上唇鼻翼肌	上颌骨额突和眶下缘	内侧束止于鼻大翼软骨,外侧束参与口轮匝肌构成	牵拉鼻翼向上
提口角肌(尖牙肌)	尖牙窝	口角皮下	牵拉口角向上

2. 唇周围肌下组　由浅入深为降口角肌、降下唇肌和颏肌三块肌肉组成(表 1-1-3-2)。

表 1-1-3-2　唇周围肌下组

下组表情肌	起点	止点	作用
降口角肌(三角肌)	下颌骨外斜线	口角皮下	下降口角
降下唇肌(下唇方肌)	外斜线	下唇和颏部皮下	下降下唇
颏肌(颏提肌)	切牙根尖牙槽突	颏部皮下	前伸下唇

3. 口轮匝肌(orbicularsoris)　呈扁环形环绕口裂周围,由面神经颊支支配其运动,主要作用是保持上下唇以及面部的正常形态,闭唇或使唇突出,做努嘴、吹口哨,以及协助吸吮、吞咽、咀嚼,它在发音、语言等方面也有着协同的作用。

4. 颊肌(buccinator)　呈四边形,后方起于翼突下颌缝,位于口周围肌与口腔颊部黏膜之间,止于口角及颊部皮下。由面神经下颌缘支及颊支支配运动,收缩时向后牵拉口角,有助于咀嚼、吮吸和吹气。

（三）唇的功能及美学基础

唇是人类和大部分哺乳动物普遍拥有的器官。唇以软组织为主,可以移动,这是行使进食、发音、语言以及表情等功能的必要条件。

唇是面部唯一一处颜色鲜明的部位。无论是紧闭着还是微微开启着,无论是微笑着还是愤怒着,都能显出一个人的性格和情感。口唇是人表现情感冲突的重要器官,能够表达丰富的表情,因此也是引人注目的视觉焦点。口唇还是人体感觉最敏感的部位之一,能起到性器官的暗示作用。

理想的唇形应该大小与眼睛、鼻子、脸相适应,唇部结构明显,轮廓清晰,口角微翘;上下唇高比例为下唇比上唇稍厚,富有立体感。人们对容貌的审视,是按照眼睛、口唇、面部轮廓、鼻、颏、耳的顺序依次进行的,因此口唇之重要性仅次于眼睛,有时还会胜过眼睛。

（四）唇的组织层次

唇由外向内可以分为皮肤、皮下组织、肌层、黏膜下层及黏膜 5 层（图 1-1-3-3）。唇动脉一般位于干、湿性红唇交接线下方，口轮匝肌浅面，进行唇部整形手术时需要注意妥善保护分离唇动脉。

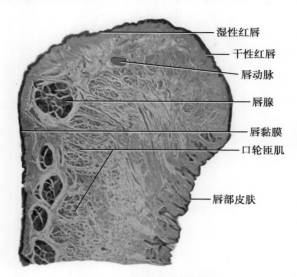

图 1-1-3-3　唇切面解剖特点

右侧标注（自上而下）：湿性红唇　干性红唇　唇动脉　唇腺　唇黏膜　口轮匝肌　唇部皮肤

二、外鼻的组织解剖特点

（一）外鼻的形态结构

鼻位于面部正中，对面部的美观影响主要是外鼻部分，这也是本节重点阐述的内容。按照解剖特点可以把外鼻分成三部分：骨性框架、支撑结构和覆盖组织。

1．骨性框架指鼻骨和鼻软骨。

（1）鼻骨：左右成对，中线相接，上接额骨鼻部成鼻额缝，外缘接左右两侧上颌骨额突，后面以鼻骨嵴与筛骨正中板相接，下缘以软组织与鼻外侧软骨相接。上部窄厚，下部宽薄，易受外伤而骨折，发生鞍鼻，由于血管丰富，骨折复位后易愈合。

（2）鼻软骨：包括上外侧软骨、副软骨、鼻翼大软骨（也叫下外侧软骨）、鼻翼小软骨和鼻中隔软骨。除了鼻中隔软骨，其他软骨均成对（图 1-1-3-4～图 1-1-3-6）。

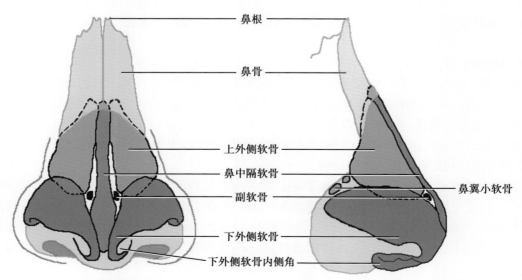

标注：鼻根　鼻骨　上外侧软骨　鼻中隔软骨　副软骨　鼻翼小软骨　下外侧软骨　下外侧软骨内侧角

图 1-1-3-4　鼻软骨解剖结构（正面）　　　　图 1-1-3-5　鼻软骨解剖结构（侧面）

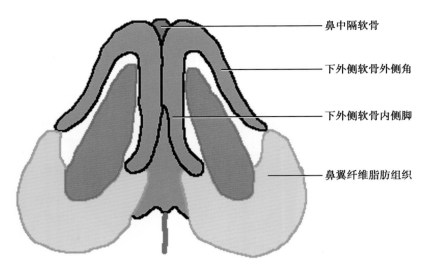

图 1-1-3-6　鼻软骨解剖结构（鼻底）

鼻中隔软骨

下外侧软骨外侧角

下外侧软骨内侧脚

鼻翼纤维脂肪组织

2．支撑结构　指连接鼻骨和鼻软骨的结缔组织和韧带。

3．覆盖组织　包括外面的皮肤和鼻腔的衬里黏膜。位于鼻骨表面的皮肤薄，移动范围较大，而靠近鼻尖部分的皮肤较厚，皮脂腺丰富，相对固定，附着紧密，不易活动。鼻衬里包括鳞状上皮和黏膜。鼻前庭和膜状鼻中隔表面主要由鳞状上皮覆盖，易干燥。

（二）鼻周围肌（图 1-1-3-2）

鼻部肌肉按照其功能可分为鼻孔扩大肌和鼻孔缩小肌。其中鼻孔扩大肌又包括降眉间肌、提上唇鼻翼肌、鼻肌翼部；而鼻孔缩小肌又包括鼻肌横部、降鼻中隔肌。另外，口腔的口轮匝肌的一束纤维，也附着于鼻翼及其皮肤处，也起到了下降鼻翼和收缩鼻孔的作用。

外鼻肌肉中临床意义最大的肌肉是提上唇鼻翼肌和降鼻中隔肌。提上唇鼻翼肌薄而宽，其内眦头起于上颌骨额突上方，向外下斜行分为两束，一束止于下侧鼻软骨和皮肤深面，另一束止于上唇，主要作用是使鼻孔扩大，并可上提上唇并外翻，使鼻唇沟顶部上升和加深。提上唇鼻翼肌损伤时可致功能性鼻塞，出现鼻唇沟变浅的面瘫症状。降鼻中隔肌起于上颌骨的尖牙窝，肌纤维向上止于鼻翼和鼻中隔，收缩时可下降鼻中隔，缩短上唇。因此，鼻部畸形整复手术中，应尽量保留提上唇鼻翼肌的功能，避免破坏其附着部位。降鼻中隔肌如果比较明显，在临床会出现上唇缩短的外形，收缩时可能导致鼻尖高度下降，此时可把降鼻中隔肌的起点分离并转位，将两侧断端缝合到一起，以保持上唇的丰满度，避免做表情时鼻尖下降过多。

（三）鼻的亚单位

外鼻的形态主要取决于骨性框架及外面覆盖的皮肤质地，其表面有些部分隆起，有些部位凹陷，在光线照射下就表现为高光区和阴影区。Burget 等根据外鼻各部位视觉效果的不同结合解剖结构特点提出了亚单位的概念，包括鼻背区、鼻侧区、鼻尖区、鼻小柱区、软组织三角区和鼻翼区（图 1-1-3-7，图 1-1-3-8），认为在各亚单位交界处设计切口可以获得最好的视觉效果，阴影区的疤痕也会不明显。

（四）鼻解剖结构对外形和功能的影响

正常鼻的骨性框架构成了外鼻的基本形态。鼻骨与额骨和上颌骨相接，为鼻根提供了一个硬性基底，各软骨之间通过致密的结缔组织和韧带紧密相连，具有一定的弹性和移动性，是支撑气道起始部位的重要结构。因此鼻部的缺损畸形在进行重建时，必须考虑硬性支撑框架的恢复，为表面的软组织提供一个稳定的结构支架，而硬性支撑物的选择也应尽量考虑与鼻软骨质地相似的自体软骨、硅胶等材料。

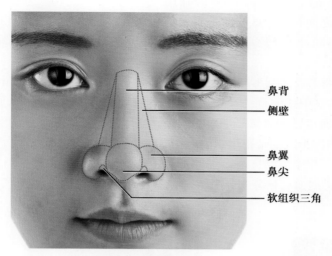

图 1-1-3-7 鼻亚单位（正面）

鼻背
侧壁

鼻翼
鼻尖

软组织三角

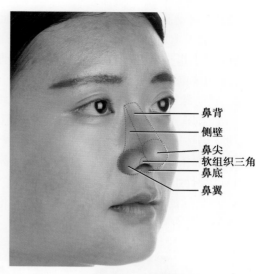

图 1-1-3-8 鼻亚单位（侧面）

鼻背
侧壁
鼻尖
软组织三角
鼻底
鼻翼

第四节 唇鼻部的血供
Blood supply of lips and nose

　　唇鼻部的血供比较丰富，除鼻背小部分有颈内动脉分支供血外，其余均有面动脉和上颌动脉分支供应（图 1-1-4-1），其中唇及外鼻由面动脉分支供应，鼻腔和鼻窦主要由上颌动脉分支供应。面动脉、上颌动脉和颈内动脉的分支在唇鼻部有广泛的吻合，血供丰富，可以形成较大长宽比的滑行瓣，为唇鼻部缺损的修复提供了有利条件。

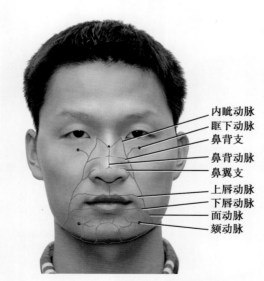

内眦动脉
眶下动脉
鼻背支
鼻背动脉
鼻翼支
上唇动脉
下唇动脉
面动脉
颏动脉

图 1-1-4-1 面部动脉及其交通支

一、唇的血供特点

　　面动脉是唇部的主要供血动脉，在口角处发出下唇动脉和上唇动脉营养唇部。

1. 唇动脉

（1）下唇动脉（inferior labial artery）：面动脉在近口角处发出，进入降口角肌深面，然后穿入口轮匝肌，在黏膜下层行至中线，与对侧下唇动脉吻合。下唇动脉与颏动脉和颏下动脉都可以有吻合支。

（2）上唇动脉（superior labial artery）：面动脉发出下唇动脉后继续向前上方走行，于口角稍上方发出上唇动脉进入上唇，穿行于口轮匝肌与上唇黏膜之间行至中线与对侧同名动脉吻合。上唇动脉稍粗于下唇动脉，用手指扪压或捏住上下唇，可扪及动脉搏动。上下唇动脉都发自于面动脉，在中线与对侧同名动脉吻合，构成围绕口裂的动脉环。

2. 唇动脉的应用　解剖上下唇动脉围绕口裂形成的圆形动脉环为临床制备各种组织瓣创造了有利条件。如上唇 Abby 瓣制备时即利用左右唇动脉在中线吻合的原理，切断一侧唇动脉形成的组织瓣，另一侧动脉仍然有充足的血供维持唇瓣的营养，因而可以转移修复下唇的缺损。实际上此动脉环供血的组织，只要保持有一端供血动脉保留，均可制备成不同形状的带蒂组织瓣来修复口周的缺损，其长宽比可以大大超过滑行组织瓣的限制。

3. 唇动脉的变异　Loukas 根据标本解剖结果把面动脉分支分为 A、B、C、D、E 五型（图 1-1-4-2），其中一些类型还有亚型分类。

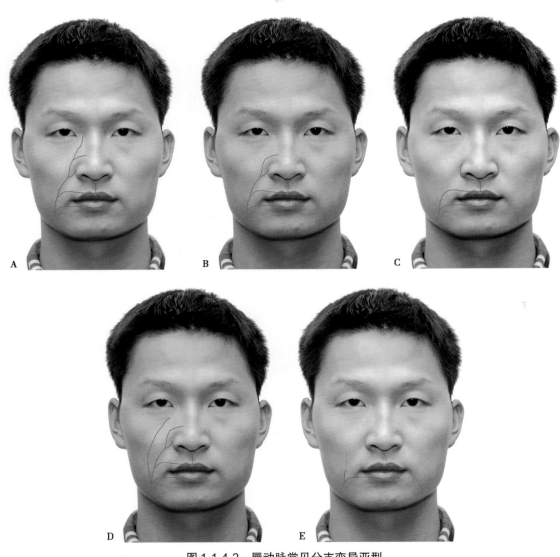

图 1-1-4-2　唇动脉常见分支变异亚型

图 1-1-4-2 中 A 型最常见，占 47.5%，表现为面动脉沿鼻唇沟深面向上内走行，沿途发出下唇动脉、上唇动脉、鼻外侧动脉，后者发出鼻翼下动脉和鼻翼上动脉后终于内眦动脉。B 型占 38.7%，与 A 型的不同在于鼻外侧动脉终于鼻翼上动脉。C 型鼻外侧动脉缺如，面动脉终于上唇动脉，由鼻中隔动脉发出鼻翼上、下动脉，占 8.4%。D 型占 3.8%，其内眦动脉由面动脉直接发出。E 型最少见，仅占 1.4%，除下唇动脉

外无其他明显分支。A 型、B 型和 D 型所占比例接近 90%，对局部任意皮瓣的设计影响也较小。C 型和 E 型患者在制备鼻唇沟皮瓣时可能会找不到明确供血动脉，仅凭经验直接切取皮瓣易导致供血不足，因此先切开皮瓣一侧寻找到动脉后再制备是比较妥善的做法。

二、鼻的血供特点

鼻部结构和供血动脉比较复杂（图 1-1-4-3），外鼻与鼻腔及鼻窦的供血血管不尽相同。

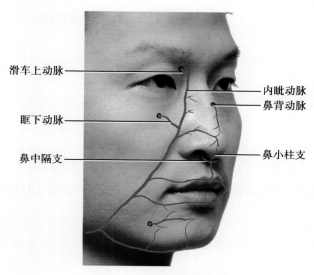

滑车上动脉

内眦动脉

鼻背动脉

眶下动脉

鼻中隔支

鼻小柱支

图 1-1-4-3 鼻部动脉分支

1. 外鼻的血供 外鼻的鼻背和鼻翼主要由内眦动脉供血。外鼻的不同部位主要血供并不一样。鼻背部主要由眼动脉及内眦动脉供血，鼻尖区主要由面动脉分支供血。为鼻尖供血的分支动脉一般起于鼻基底深部，止于鼻尖的真皮下血管网，如果过度去除鼻尖皮下的组织会导致鼻尖部皮肤缺血坏死。因此在进行鼻尖部位的整形手术时，改变鼻尖形态必须依靠重建深层硬性框架而不是去除皮下组织来实现。

2. 鼻腔和鼻窦的血供 主要来自颈内动脉的眼动脉（ophthalmicartery）及颈外动脉的上颌动脉（maxillary artery）。筛前动脉、筛后动脉中隔支、上唇动脉、腭降动脉、鼻腭动脉在鼻中隔前下部构成丰富的动脉丛，为鼻出血的好发部位。

（李志勇 刘建华）

第二章

唇鼻的胚胎发育

Embryo development of lips and nose

唇鼻组织主要由额鼻突和第一鳃弓发育而来，是面部发育的重要组成部分，也是最容易发生发育畸形和缺陷的部位。

第一节　唇鼻的正常发育过程
Development process of lips and nose

在胚胎发育第 3 周，前脑下端出现额鼻突，在胚胎 28 天时被嗅板分隔形成中鼻突和侧鼻突，以后分别发育成鼻中份和鼻侧面组织。额鼻突两侧下方由于神经嵴细胞迁移增生出现第一鳃弓，在胚胎 24 天出现上颌突，以后发育成上唇，而第一鳃弓下方的下颌突发育成下唇（图 1-2-1-1，图 1-2-1-2，表 1-2-1-1）。

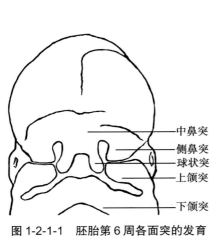

图 1-2-1-1　胚胎第 6 周各面突的发育

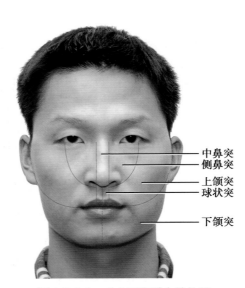

图 1-2-1-2　成人面突联合的位置

表 1-2-1-1　唇鼻发育来源及相关面突衍生组织

起源	面突	软组织形成物	硬组织形成
额鼻突	中鼻突	鼻梁、鼻尖、鼻中隔	筛骨、犁骨、鼻骨
	球状突	上唇中部	上颌切牙、前颌骨
	侧鼻突	鼻侧面、鼻翼	上颌骨额突、泪骨
第一鳃弓	上颌突	上唇外侧 2/3	上颌骨
	下颌突	下唇	下颌骨、牙

第二节 唇鼻发育畸形
Development deformities of lips and nose

面部发育过程中,各面突通过联合和融合互相连接在一起,逐渐形成唇鼻及颌骨等软硬组织。面突的生长发育可以受到各种致畸因子的影响,使其生长停止或减缓,导致面突不能正常联合及融合,从而形成面部发育畸形,包括唇裂及面裂。

1. 唇裂(cleft lip) 球状突和上颌突未联合或部分联合所致,一般发生在人中嵴,单侧多于双侧(图1-2-2-1)。如果两侧球状突没有联合,则形成上唇正中裂;两侧下颌突在中线没有联合可形成下唇正中裂,这两种唇裂较少见。

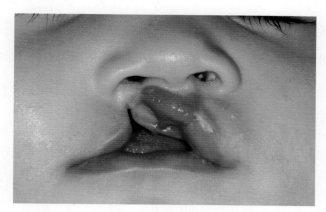

图 1-2-2-1 唇裂

2. 面裂(facial cleft) 上颌突与下颌突未完全联合可发生横面裂,临床常表现为大口畸形;如果联合过多则形成小口畸形。上颌突与侧鼻突未联合可形成斜面裂,裂隙自上唇沿鼻翼基部到达眼睑下缘(图1-2-2-2)。侧鼻突与中鼻突之间发育不全可导致侧鼻裂。面裂相对于唇裂较少见。

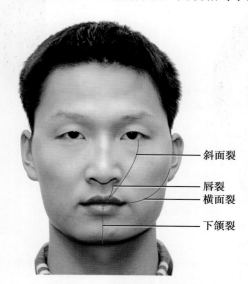

图 1-2-2-2 面裂发生的部位

斜面裂
唇裂
横面裂
下颌裂

3. 双鼻畸形 鼻尖分叉或完全分开,由左右中鼻突联合不全所致。
4. 钮形鼻 外鼻局部生长障碍,发育不全呈钮扣状,无鼻前孔。
5. 鞍鼻 鼻背发育障碍导致鼻梁塌陷呈马鞍状,也可以由后天疾病所致。

(李志勇 刘建华)

第三章

唇鼻的美学特征

Aesthetic features of lips and nose

第一节 唇鼻部常用测量点
Common measuring points of lips and nose

面部是评价一个人外形美感程度的重要区域,为了使评价更加标准化,我们选择面部一些可重复测量的特殊位置作为测量点(图 1-3-1-1,图 1-3-1-2):

1. 眉间点(glabella) 两侧眉头之间的正中点。
2. 鼻根点(nasion) 额鼻缝与正中矢状面的交点,位于鼻根最凹处的稍上方。
3. 鼻尖点(pronasale) 鼻尖部的最突点。
4. 鼻下点(subnasale) 鼻小柱与上唇的连接点。
5. 鼻翼点(alare) 鼻翼外缘的最突点。
6. 颏上点(supramental) 颏唇沟与正中矢状面的交点。
7. 颏前点(pogonion) 颏部正中的最前点。
8. 颏下点(menton) 颏部正中的最低点。

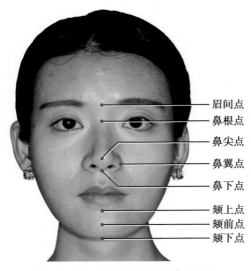

图 1-3-1-1　面部常用标志点(正面)

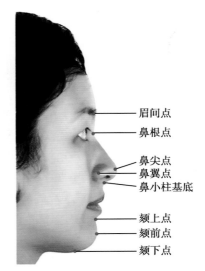

图 1-3-1-2　面部常用标志点(侧面)

第二节 美容角的测量
Measuring of facial aesthetic angles

面部各器官以及局部组织之间可以形成一定的角度,该角度与颜面部的视觉美观有非常密切的关系,称为美容角。与唇鼻部相关的美容角有(图 1-3-2-1,图 1-3-2-2):

1. 鼻额角（nasofrontal angle）　由鼻根点分别与眉间点和鼻尖点做连线，两线相交构成鼻额角，正常为125°～135°。其大小决定于额部形态和鼻尖突度。

2. 鼻颏角（nasomental angle）　鼻尖分别至鼻根点和颏前点连线，相交构成。正常为120°～132°。

3. 鼻唇角（nasolabial angle）　鼻小柱与上唇构成的夹角，正常为90°～100°。上颌骨的正颌手术可以明显改变此角度。

4. 鼻面角（nasofacial angle）　沿眉间点至颏前点画线，沿鼻尖至鼻根点画线，连线相交构成鼻面角。正常范围是36°～40°。颏成形术及下颌骨正颌手术可以造成此角度改变。

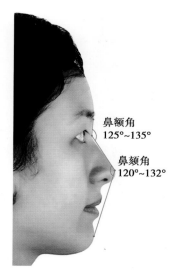

图 1-3-2-1　面部常用美容角：鼻额角与鼻颏角

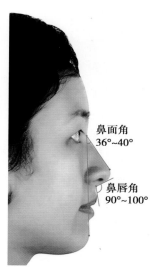

图 1-3-2-2　面部常用美容角：鼻面角与鼻唇角

第三节　面部及唇鼻区的比例关系
Aesthetic proportional relationship of lips and nose in face

面部五官分布的比例是决定容貌是否美观的重要因素，无论是中国画论中"三停五眼"理论还是西方的黄金比例之说，都是对面部比例的数据化分析，以追求面部对称协调的美感。在进行面部，尤其是唇鼻区畸形矫正手术时，这些理论也是手术前诊断和手术后评价的重要标准。

1. 三停五眼的比例标准　三停五眼是中国古代画家根据正常成年人正面五官的位置和比例归纳出来的一般性规律，阐明了面部正面观察时五官的纵向和横向比例关系，是衡量中国人五官大小、比例和位置的标准，也称"横三停，竖五眼"。但需要指明的是，对于不同性别、不同人种、不同肤色、不同胖瘦的人来说，美学比例要求并不是绝对的，另外东西方的审美标准也存在一些差异。

（1）三停：沿眉间点和鼻下点做横线，将面部正面横向分为上中下三等份，即上中下三停。其中从发际至眉间点为上停，眉间至鼻底为中停，鼻底至颏下点为下停。

（2）小三停：从鼻下点至颏下点的面下三分之一又可以被经口裂点和颏上点的横线分为三等份，其中上 1/3 为上唇的高度（图 1-3-3-1）。小三停的比例有助于进行唇裂畸形整复和颏部成形术的手术设计。

（3）五眼：将面部正面纵向分为五等份，每一等份的宽度等于一个眼裂的宽度，即两侧耳轮至同侧外眦的间距与两眼内眦的宽度都等于眼宽，称为"五眼"（图 1-3-3-2）。

2. 黄金分割比的标准　公元前六世纪古希腊的数学家毕达哥拉斯发现一条直线分为长短两部分时，如果长线与短线的比例恰等于整条线与长线之比，即 1∶0.618，此分割具有严格的比例性、艺术性及和谐性，且蕴含着丰富的美学价值，这个比例被柏拉图称为"黄金分割"。面部五官之间的位置比例也符合这个规律。

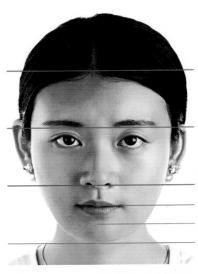

图 1-3-3-1　三停五眼之大小三停

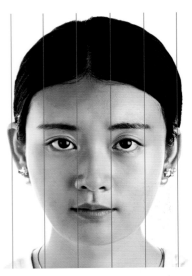

图 1-3-3-2　三停五眼之五眼

如面部的高度与宽度比例符合黄金分割比例时，即发际至颏下点长度与两侧耳轮之间宽度比为 1∶0.618 时，面部轮廓和谐。

（李志勇　刘建华）

第二篇　唇、鼻美容手术

Cosmetic surgery of lips and nose

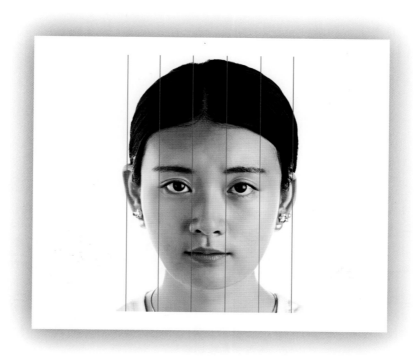

唇部美容手术

Cosmetic surgery of lips

唇部是面下三分之一最重要的美容和功能器官,唇是个有许多精细结构的器官,上唇的唇峰、人中嵴、人中凹形成美丽的"丘比特弓"。上、下唇皮肤和红唇存在美妙的过渡包括白线、红线、沟状线、柱状线,红唇也分为干唇和湿唇两部分。上下唇的体积存在大小比例的关系,一般认为是1:2,也就是下唇厚度应该是上唇的2倍。唇的厚度也并不是均一,中间厚,向两边厚度递减。唇的精细结构是在做美容手术中需要严格注意的。

第一节　唇部肥厚畸形矫正术
Hypertrophy deformity correction of lips

上下唇的厚度没有一定的标准,男性一般比女性薄一些。不同的人种唇的厚度不同,黑色人种最厚、其次是黄种人,白种人相对薄一些。存在一定的美容比例,特别厚的唇需要修整,但是要注意有相当一部分求美者的唇不存在明显的肥厚畸形,但是患者非常关注,坚决要求修薄,这类患者的手术需求需要慎重考量。主要手术方法是在干唇和湿唇交界处向湿唇方向全层切除一条湿唇粘膜,宽度根据需要,两侧长度超出口角长度(图2-1-1-1~图2-1-1-4)。

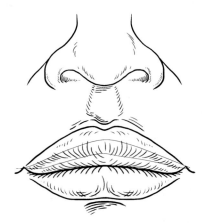

图 2-1-1-1　**厚唇改薄设计**

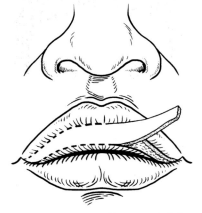

图 2-1-1-2　**厚唇改薄:切除黏膜全层**
中间一条湿唇粘膜切除后,上唇的厚度应该小于下唇厚度,或者上下唇比例接近1:2

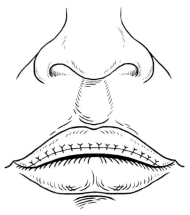

图 2-1-1-3　**手术后缝合**

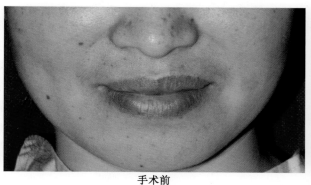
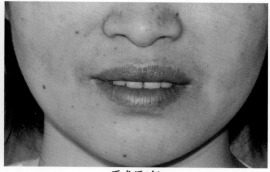

手术前　　　　　　　　　　　　　　　　　手术后1年

图 2-1-1-4　唇修薄手术：术前、术后对比

第二节　鼻唇沟凹陷畸形矫正术
Depressed deformity correction of nasolabial groove

鼻唇沟是鼻翼和唇外侧的连接部位，外表面一般呈三角形，主要原因可能是下方的面中部发育不全：梨状孔过于低平或者过宽。一般的治疗方法有：局部充填注射（filler），比如各种交联透明质酸、自体脂肪、软骨等等；也可以用材料充填，例如膨体聚四氟乙烯（e-PTFE）、Medpore 等；当然也可以用塑形后的自体肋骨或者肋软骨充填。一般切取第六肋或第七肋骨和软骨交界处一段，从中间剖开形成左右各一半，修整后骨端朝上通过唇龈沟切口掀起上颌骨骨膜，顺弧度充填于梨状孔外侧凹陷处，如果修剪准确填充物刚好嵌入凹陷处不会移动，而且骨端会和上颌骨鼻突很快长合，一般不需要钛钉固定（图 2-1-2-1～图 2-1-2-3）。

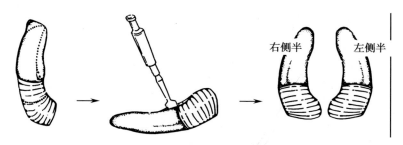

右侧半　　左侧半

图 2-1-2-1　自体骨软骨填充物的切取和修整

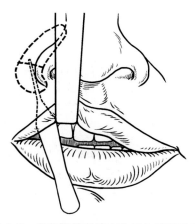

图 2-1-2-2　自体骨软骨填充物植入梨状孔凹陷处

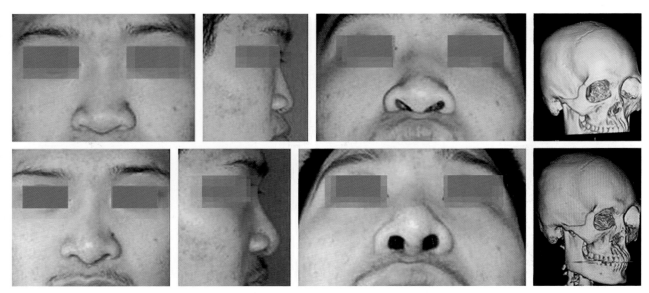

图 2-1-2-3 自体骨软骨充填梨状孔，同时肋软骨隆鼻

第三节 丰 唇 术
Lip augmentation

　　对于一些唇的厚度特别薄的病例可以采用丰唇术，一般的方法是注射玻尿酸等可吸收的注射充填材料，也可以使用自体脂肪。注射层次位于干湿唇交界部位的粘膜下层，根据求美者的不同条件和需求，单纯注射上唇或下唇或者同时注射。一般上唇注射三点，每点 0.1ml 到 0.3ml 不等，下唇注射两点，每点 0.1ml 到 0.5ml 不等，注射后立即局部轻柔按摩使充填剂适当分布均匀（图 2-1-3-1～图 2-1-3-3）。注意不要注射不可吸收的材料，因为嘴唇是面部活动度最大的器官，不吸收材料会因为唇活动而聚集一起形成团块影响外形。同时注射之前需注意回抽以确定注射头没有进入血管，以避免血管栓塞等严重并发症。

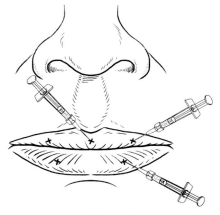

图 2-1-3-1 注射丰唇的注射点设计

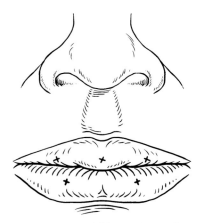

图 2-1-3-2 注射后唇外形改变

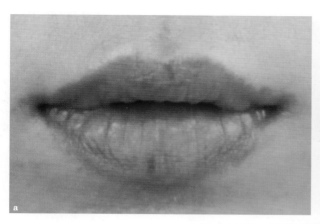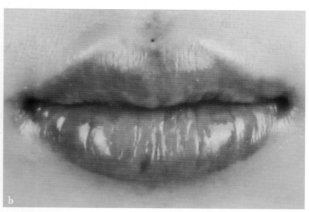

图 2-1-3-3　上下唇注射玻尿酸后唇外形改变
a. 注射前　b. 注射后

（刘　凯）

第二章

鼻部美容手术

Cosmetic surgery of nose

第一节　鞍鼻和隆鼻整形
Correction of saddle nose and augmentation rhinoplasty

一、适应证

1. 鼻根鼻背低平，鼻面角小于 30° 者（图 2-2-1-1）。注：侧面观，印堂到颏尖连线、鼻根到鼻尖连线，两线夹角为鼻面角。

2. 术前注意是否有嗅觉及鼻腔通气障碍等异常。

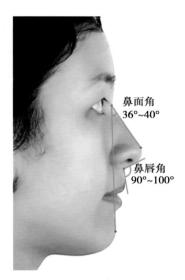

图 2-2-1-1　鼻面角图

二、手术方法及步骤

1. **麻醉**　局部浸润麻醉或全麻。

2. **手术方法**

（1）鼻根起点：睁眼时，上睑缘水平线。

（2）切口：右或左鼻翼软骨下边缘切口，或跨鼻小柱飞鸟样切口（图 2-2-1-2）。

（3）材料：硅胶或膨体聚四氟乙烯（e-PTFE）或自体肋软骨、自体筋膜。

（4）雕刻假体或软骨：根据求美者的个性化特征雕刻假体，注意鼻背宽度和弧度。假体雕刻好后在抗生素中浸泡（图 2-2-1-3）。

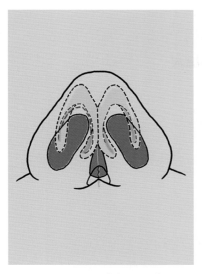

图 2-2-1-2　手术切口示意图

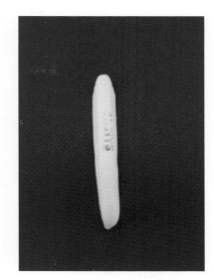

图 2-2-1-3　雕刻后假体

（5）分离：沿切口线切开后，在鼻翼软骨表面、鼻尖脂肪垫深层向上分离到骨与软骨连接处，沿鼻骨骨膜层向上分离到鼻根起点，分离出的假体腔隙宽约 10～12mm（图 2-2-1-4）。注意保护鼻背筋膜的完整性，避免鼻根起点过高和腔隙过小、偏斜，也应避免腔隙过大，导致后期假体易晃动，不够稳定。

（6）假体置入：挤出积血，用假体钳植入假体，注意将假体置妥、展平，避免假体折叠、变形、移位。间断缝合切口。

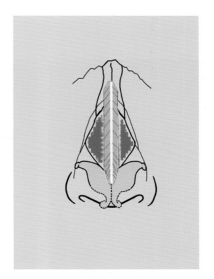

图 2-2-1-4　鼻背分离范围示意图

典型病例一（图 2-2-1-5）

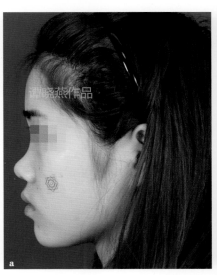

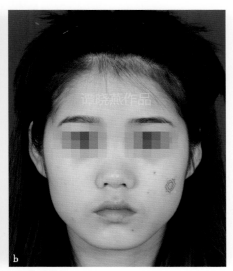

图 2-2-1-5　硅胶隆鼻
a. 术前侧面　b. 术前正面

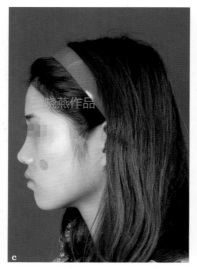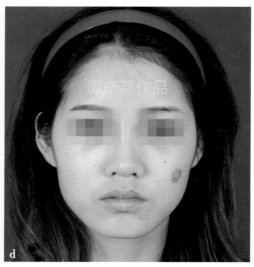

图 2-2-1-5   硅胶隆鼻（续）
c. 术后侧面   d. 术后正面

典型病例二（图 2-2-1-6）

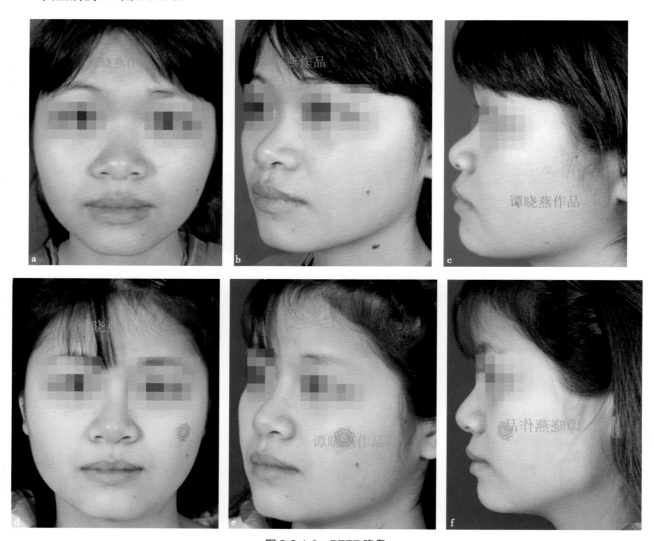

图 2-2-1-6   PTFE 隆鼻
a. 术前正面   b. 术前斜侧面   c. 术前侧面   d. 术后正面   e. 术后斜侧面   f. 术后侧面

三、注意事项

1. 鼻根　起点为睁眼时，上睑缘水平线，如鼻根部凹陷明显，假体雕刻可略高于鼻根起点，使鼻根部的弧度过渡自然，避免台阶感。

2. 鼻背　高度应与鼻尖高度协调，如鼻尖较低垂，可考虑隆鼻与自体软骨鼻尖抬高手术同时进行，具体参考鼻尖整形部分。

3. 重度的鞍鼻　常伴短鼻、鼻尖低平、鼻孔朝天，单纯隆鼻矫正效果有限。需用自体肋软骨行鼻背鼻尖整体重建才能达到较好的效果。

4. 隆鼻术后歪斜　原因有假体雕刻不对称、分离的假体腔隙不对称、假体腔隙偏斜、鼻背筋膜下腔隙有纤维索带未完全离断等原因，容易忽略的重要原因有鼻骨或鼻中隔软骨本身存在偏曲、歪斜，术前需仔细查体，必要时需做CT等辅助检查。

（谭晓燕　周　芳）

第二节　歪鼻畸形矫正术
Correction of deviated nose deformity

一、适应证

由于先天性畸形，后天性外伤、手术、疾病所造成的鼻锥体歪斜，包括鼻锥体位置偏离中央、鼻中轴偏斜、鼻中轴扭曲。

二、手术方法及步骤

1. 麻醉　全麻插管
2. 手术方法
（1）设计：标记出鼻锥体中线和鼻锥体两侧底线。
（2）切口：开放性鼻整形切口。
（3）暴露分离：充分暴露结构和位置异常的鼻骨、侧鼻软骨以及鼻中隔软骨。
（4）截骨：①外伤性歪鼻：截断陈旧性骨折线，并进行复位调整。②先天性歪鼻：通过中部截骨及外侧截骨使畸形的鼻锥体三脚架解体，手法调整，矫正歪鼻畸形。鼻锥体中部截骨是将截骨刀置于侧鼻软骨之上，截开鼻锥体三脚架顶端联合部；外侧截骨是鼻骨外侧基底和上颌骨额突结合区的截骨（图2-2-2-1）。
（5）矫正弯曲的鼻中隔软骨：合并有鼻中隔弯曲的患者，在歪鼻整复中，若不同时矫正鼻中隔弯曲，则难达到预期效果。鼻中隔偏曲矫正术见本章第三节。
（6）术后固定：鼻骨截骨后，为使游离鼻骨愈合成对称的锥体形态，并使矫正的鼻中隔软骨垂直中位复位，外鼻和鼻腔内部都需要支撑固定。双侧鼻腔内张力填塞碘仿油纱条，使鼻骨框架和鼻中隔固定于中位，在外观上显示两侧对称。除了鼻腔内部支撑外，外用胶布或可塑板固定。

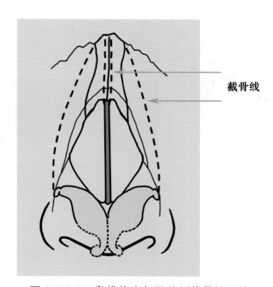

截骨线

图 2-2-2-1　鼻锥体中部及外侧截骨标记线

典型病例一（图 2-2-2-2）

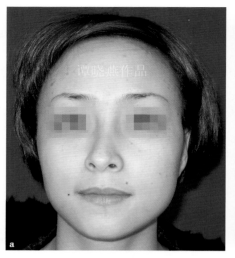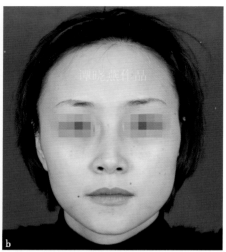

图 2-2-2-2   歪鼻术前术后对比（一）

a. 术前   b. 术后 45 天

典型病例二（图 2-2-2-3）

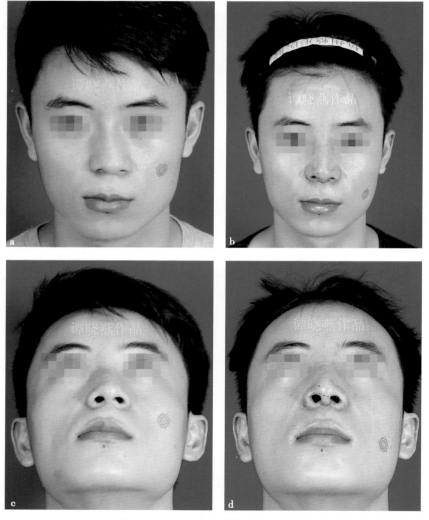

图 2-2-2-3   歪鼻术前术后对比（二）

a. 术前正位   b. 术后正位   c. 术前后仰位   d. 术后后仰位

三、注意事项

1. 矫正歪鼻畸形、治疗鼻道阻塞和美化鼻锥体是歪鼻畸形患者的治疗需求，不同患者对于三种需求的欲望有显著区别。经过治疗，患者的这三种需求可能全部达到或仅部分达到，手术前应向患者阐明，尤其是鼻塞患者，手术者应让患者理解有时是难以完全治愈鼻塞的。这不但要求患者理解，而且应有文字记录和医患双方签字。

2. 外伤引起的歪鼻畸形，从损伤到 20 天是早期矫正歪鼻畸形的可选择时期，早期手法复位常常简单而快速。但是复位后的歪鼻，愈合后期有复发可能。

3. 矫正歪鼻过程中，截骨常会导致鼻背侧不规则或不平整，特别是皮肤薄的患者，在这种情况下，可以通过鼻背放置膨体补片或硅胶片、自体筋膜等进行改善。

4. 歪鼻的矫正被认为是鼻部整形中最难的手术，由于其形成病因的多样性，则每个患者需要的手术方案可能都不完全一致，而最重要的是其存在复发的风险。

5. 手术并发症通常包括：①不完全矫正；②歪鼻的复发；③由于尾端软骨支撑力的减弱而导致鼻尖支撑的减少；④对鼻塞的不完全矫正，或是术前不存在的鼻塞的形成。

（谭晓燕　林忠泵）

第三节　鼻中隔偏曲矫正术
Correction of nasal septum deviation

一、适应证

由于先天性畸形，外伤、手术、疾病所造成的伴有鼻中隔软硬骨部分歪斜的歪鼻，包括鼻中轴偏斜、鼻中轴扭曲。或伴发明显的鼻塞。

二、手术方法及步骤

1. 麻醉　局部浸润麻醉或经口插管全麻
2. 手术方法
(1) 设计：标记出面部中线，偏曲的鼻背中线、偏曲局部区域、双侧鼻腔软骨前联合鼻小柱基底切口线。
(2) 切口：开放性鼻整形切口（双侧鼻腔软骨前联合鼻小柱基底切口线）。
(3) 暴露分离：从两侧鼻翼软骨内侧脚之间进行分离，显示鼻中隔尾部，用中隔剥离器紧贴中隔软骨剥离两侧黏骨膜，避免撕破黏膜，将偏曲中隔尾侧和背侧的软骨膜切开以释放导致软骨偏曲的张力。分开鼻中隔与鼻骨背侧和侧鼻软骨间的纤维连接部分，青枝骨折矫直筛骨垂直板。
(4) 矫正鼻中隔明显偏曲：在张力释放后，可切除多余的中隔软骨，鼻中隔软骨背侧和尾侧"7"字形保留 1.5cm 宽的边缘（图 2-2-3-1），矫直后，将中隔缝合固定于中线上。调整鼻尖瓣位置矫正鼻小柱偏斜，

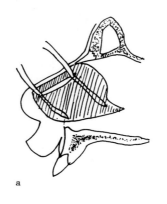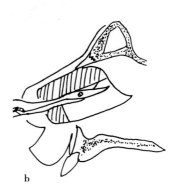

图 2-2-3-1　手术示意图
a. 剥离器剥离两侧中隔软骨黏骨膜　b. 切除部分中隔软骨，鼻中隔软骨背侧和尾侧"7"字形保留 1.5cm 宽的边缘

a　　　　　　　　b

间断缝合切口（图2-2-3-2）（中隔软骨切取部分可用来调整鼻尖的形态，详见后章节）。

（5）双侧鼻腔填塞膨胀海绵，鼻头两侧塑片缝合外固定。

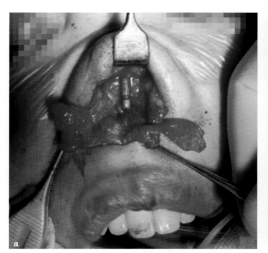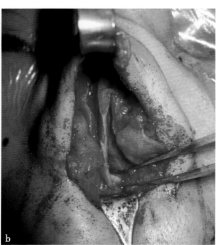

图2-2-3-2 鼻中隔软骨显露
a. 暴露鼻中隔软骨的尾端 b. 暴露偏曲的中隔软骨

典型病例一（图2-2-3-3）

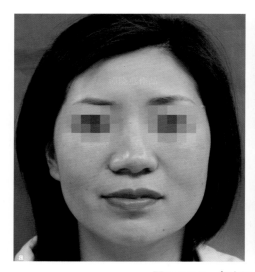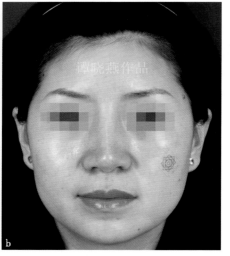

图2-2-3-3 鼻中隔偏曲典型病例一
a. 术前（鼻中轴偏斜） b. 术后3个月

典型病例二（图 2-2-3-4）

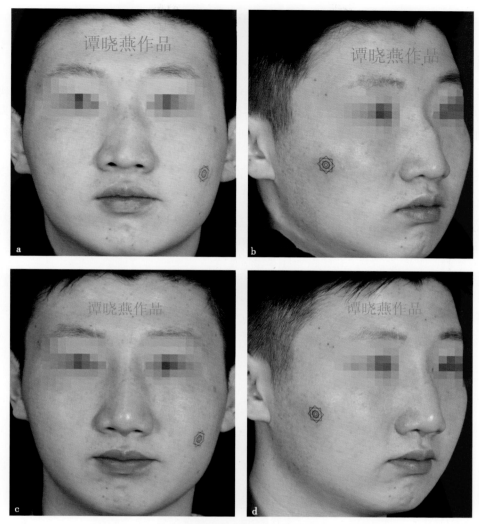

图 2-2-3-4　鼻中隔偏曲典型病例二：鼻中轴扭曲伴驼峰鼻
a. 术前正面　b. 术前侧面　c. 术后 1 个月正面　d. 术后 1 个月侧面

三、注意事项

1. 术前的准备及术前医患沟通详见本章第二节歪鼻畸形矫正术。

2. 外伤引起的鼻中隔偏曲，早期矫正选择从损伤到 20 天，晚期可选择损伤后半年后。

3. 鼻中隔偏曲矫正被认为是鼻部整形中最难的手术，由于其形成病因的多样性，则每个患者需要的手术方案可能都不完全一致，而最重要的是其存在复发的高风险。伴有鼻中隔软骨偏曲的歪鼻，若不矫正偏曲的鼻中隔，则很难彻底矫正歪鼻。术后固定：外鼻和鼻腔内部都需要支撑固定。双侧鼻腔内张力填塞膨胀海绵，使鼻骨框架和鼻中隔固定于中位，在外观上显示两侧对称。除了鼻腔内部支撑外，外用胶布或可塑板固定 7～10 天。

4. 手术并发症通常包括：①不完全矫正；②歪鼻的复发；③由于尾端软骨支撑力的减弱而导致鼻尖支撑的减少；④对鼻塞的不完全矫正，或是术前不存在的鼻塞的形成；⑤中隔下血肿形成及中隔感染。

（谭晓燕　杨甄宇　周　芳）

第四节　驼峰鼻畸形矫正术
Correction of hump nose deformity

一、适应证

鼻梁部呈棘状突起者统称为驼峰鼻（hump nose），多系先天性的鼻骨、中隔软骨和侧鼻软骨发育过度所致，若伴有中隔软骨和侧鼻软骨发育过度，鼻尖下垂，则又称其为"鹰钩鼻"。外伤性者多为鼻骨外伤后错位愈合或骨痂增生而在鼻梁部形成棘状突起，多同时伴有歪鼻畸形。黄种人驼峰鼻畸形的发生率远低于白色人种。

先天性驼峰鼻患者多无生理功能障碍；外伤后出现的驼峰鼻，因鼻中隔过多偏曲，可阻塞一侧鼻孔，影响呼吸。

二、手术步骤

手术矫正的基本方法是遵循 Joseph 鼻孔内进路的全鼻整形术（适用于欧美等外鼻较为高大者），或 Anderson 与 Ries 鼻孔外路全鼻整形术（适用于东方人种）的术式原则进行。手术原则包括截取骨峰、缩窄鼻背，鼻下部的整形。若伴有严重鼻中隔弯曲时，应先行中隔矫正术。

1. 标出骨峰预截除线　在侧方从鼻根至鼻尖画一连线，线以上部分即为应截除部分（图2-2-4-1）。

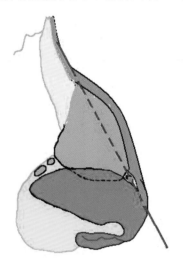

图 2-2-4-1　驼峰鼻手术切口示意图

2. 切口　双侧鼻腔软骨前切口，对棘状突起较高者，可选双侧鼻腔软骨前联合鼻小柱基底切口，以使术区充分暴露，便于操作。

3. 剥离　用圆钝小弯剪在鼻翼软骨和鼻骨表面做广泛的全鼻梁的皮下分离。在预截除的骨峰部位应行骨膜下分离。

4. 截除骨峰　用鼻锯从右向左，再从左向右锯断骨峰，钳出骨块。不平整处用骨凿或骨锉修平。骨峰也可用骨凿直接铲除。

5. 缩窄鼻背　通过鼻孔内或鼻端鸟状切口，或于梨状窝的边缘做一小切口，插入骨膜剥离子，将上颌骨额突与其表面的骨膜、肌肉同皮肤一起分离，凿断上颌骨。凿骨时应注意保护鼻腔侧的骨膜和黏膜，以维持骨片的稳定性。双手执纱布将两侧鼻骨向中间推压至造成骨折，缩窄鼻背。

6. 鼻尖修整　鼻尖过长者，将鼻侧软骨下端自切口内拉出，参照术前测量所需缩短鼻尖的量，适当切除鼻侧软骨或鼻中隔软骨下端；鼻尖下垂者，可在鼻翼软骨内侧脚的后面将鼻中隔软骨前端适当去除一部分，再将鼻翼软骨与鼻中隔软骨缝合固定以抬高鼻尖；鼻翼宽大者，可将鼻翼软骨上缘自切口内拉出后，将其上缘和外侧适当去除一部分。

7. 术后处理 鼻腔内碘仿纱条或者膨胀海绵填塞作内固定，鼻外用牙模胶塑形或者铝合金夹板固定。术后3～7天抽出鼻腔内纱条或者膨胀海绵，鼻外固定2周后去除，数月内防止外鼻碰撞。

典型病例一（图2-2-4-2）

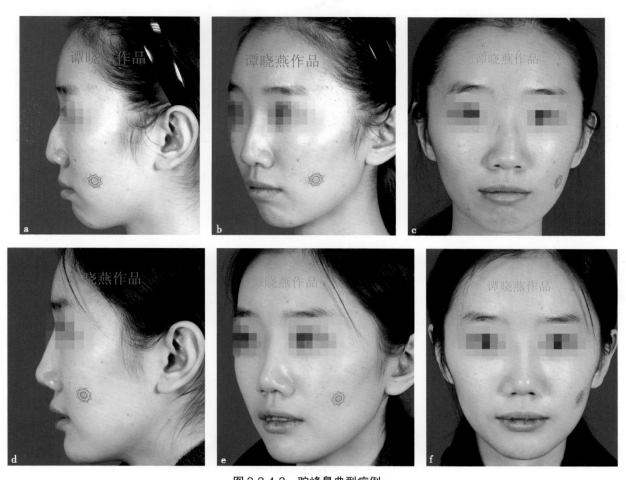

图 2-2-4-2 驼峰鼻典型病例一
a. 术前侧面 b. 术前斜侧面 c. 术前正面 d. 术后10周侧面 e. 术后10周斜侧面 f. 术后10周正面

典型病例二（图2-2-4-3）

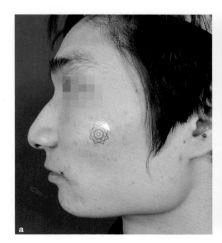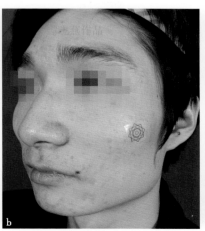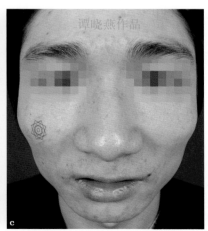

图 2-2-4-3 驼峰鼻典型病例二
a. 术前侧面 b. 术前斜侧面 c. 术前正面

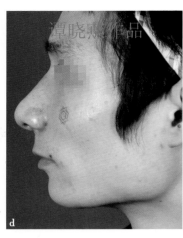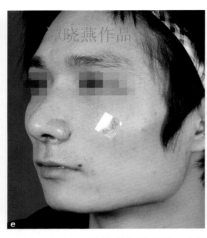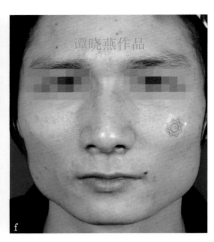

图 2-2-4-3 驼峰鼻典型病例二（续）

d. 术后 1 个月侧面　e. 术后 1 个月斜侧面　f. 术后 1 个月正面

三、注意事项

1. 出血、感染　术中止血、引流、消毒不彻底，术后抗感染不及时均可造成此并发症。处理宜用止血药物及抗生素，并保持鼻腔引流通畅。

2. 矫正不足　骨与软骨去除不足是主要原因。术中仔细检查、及时处理。年轻人术后易骨质增生，在术前应告知病人，可以轻度矫枉过正，或术后在去驼峰处加压防止骨质增生。

3. 阶梯畸形　缩窄鼻背时，外侧截骨位置过高造成。术中两侧截骨应在鼻骨基底部进行截骨可避免其发生。

4. 鞍鼻畸形　术中鼻骨与软骨去除过多所致。可行隆鼻术矫正。

5. 两侧鼻背不对称　即截断的鼻骨向中间靠拢不一致。亦可行局部组织或假体填充纠正。

（谭晓燕　唐冬生）

第五节　短鼻畸形矫正术
Correction of brachyrhinia deformity

一、适应证

1. 面中 1/3 过短，鼻长度，即鼻根到鼻尖下点（鼻尖到鼻小柱交界中点）的距离短于 4.5cm，或者伴有鼻唇夹角大于 100° 者；

2. 特殊的短鼻畸形，面中部发育不良甚至凹陷、鼻背严重塌陷、鼻椎体短小，呈碟形面者，称为 Binder 综合征。

3. 术前注意是否有嗅觉障碍、鼻中隔偏曲、鼻甲肥大及鼻腔通气情况等鼻功能性障碍。

二、手术方法及步骤

【麻醉】　全麻或局部麻醉

【手术方法】

1. 需要同时抬高鼻背（隆鼻术）者，鼻背部分手术方法同本章第一节中"隆鼻"。

2. 鼻外切口掀起鼻尖瓣　双侧鼻前庭软骨前联合鼻小柱基底飞鸟形切口、鼻小柱中段阶梯形切口、鼻小柱 V 形切口、鼻小柱 W 形切口等。

3. 鼻尖及周围软组织松解处理

（1）鼻背：沿软骨浅层到鼻骨骨膜层，松解鼻背肌肉在鼻骨和软骨之间的附着。

（2）鼻尖：松解穹隆间韧带的同时注意保护鼻尖皮下组织血管网。

（3）松解左右鼻翼软骨之间的韧带及鼻翼软骨与侧鼻软骨之间的纤维链接。

（4）适度分离中隔软骨前段背侧缘与侧鼻软骨间链接，此处将植入中隔延伸软骨。

4．鼻尖延伸

（1）软骨移植物的选材：常用鼻中隔软骨或耳甲腔、耳甲艇软骨（通过耳前和耳后做切口掀起软骨膜，在保证耳甲腔耳甲艇不变形的前提下，分离切取适量软骨）；严重的短鼻畸形多考虑用自体肋软骨；Binder综合征患者由于鼻部软骨发育不良，只能考虑用自体肋软骨。国外也有用脱细胞同种异体软骨产品，但在我国未被批准使用。

（2）软骨移植物拼接方法：

1）延长鼻中隔软骨的方式大致可以分为中隔前徙式和中隔支撑式：

①中隔前徙式：在鼻中隔软骨前端和上缘保留 1～1.5cm 维持足够支持力的情况下，切取部分中隔软骨（也可以用自体肋软骨），前移到鼻中隔软骨前间隙，部分与中隔软骨前段重叠区缝合固定，作为鼻中隔向前延伸物（图 2-2-5-1）。

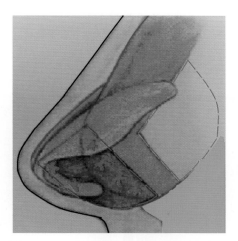

图 2-2-5-1　鼻中隔软骨切取及就位示意图
图中红色虚线表示切取的鼻中隔软骨和植入中隔软骨前间隙后

②中隔支撑式：两片长条形软骨（软骨的获取同上）左右夹住中隔软骨背侧，并部分前移到中隔软骨前间隙，软骨条与中隔背侧重叠部分缝合固定，作为鼻中隔向前延伸物（图 2-2-5-2）。

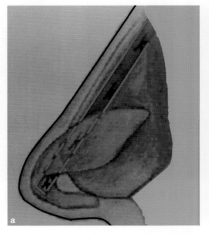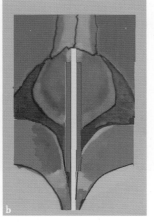

图 2-2-5-2　中隔支撑式软骨就位示意图
两片长条形软骨（软骨的获取同上）左右夹住中隔软骨背侧

③对于 Binder 综合征及其他原因鼻中隔软骨缺失者，需要用自体肋软骨再造鼻中隔。

2）抬高鼻尖软骨支架的方式也可以是前徙的和支撑的。

①单片透明软骨插在左右鼻翼软骨内侧脚之间（可以是一条足够长的鼻中隔切取软骨，也可以是一条自体肋软骨），与内侧脚重叠缝合固定。如果两片式的中隔延长物支撑力度不够，可以在鼻尖端将三片软骨榫插缝合在一起。透明软骨较硬，移植后的鼻尖弹性较差，而支撑力较好（图 2-2-5-3）。

②也可以是两片长条形耳软骨并拢插在左右鼻翼软骨内侧脚之间，与内侧脚重叠缝合固定。由于耳软骨是弹性软骨，移植后的鼻尖弹性较好，而支撑力较弱。

3）鼻尖表现点的软骨移植，可以是圆形帽状的也可以是盾牌形的，缝合固定在软骨支架上即可。

5. 假体置入，缝合固定在鼻尖软骨支架后，确认鼻梁鼻尖无偏斜后，间断缝合切口。

典型病例一（图 2-2-5-4）

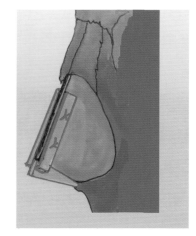

图 2-2-5-3　软骨抬高和延伸鼻尖示意图

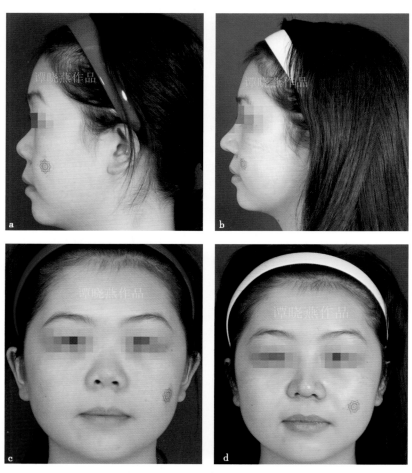

图 2-2-5-4　短鼻典型病例一
a. 术前侧位　b. 术后 1 个月侧位　c. 术前正位　d. 术后 1 个月正位

典型病例二（图2-2-5-5）

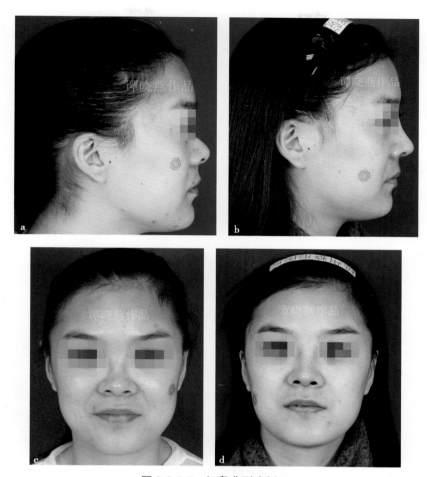

图 2-2-5-5　短鼻典型病例二
a. 术前侧位　b. 术后 2 个月侧位　c. 术前正位　d. 术后 2 个月正位

三、注意事项

1. 注意每块移植软骨的位置和角度，鼻尖支架的延长和抬高要适度，鼻面角控制在 30°～35°，鼻唇角控制在 90°～95°。

2. 延伸软骨与中隔要有足够重叠面积进行缝合，否则支撑不稳。

3. 鼻尖软骨支架表现点区宽度应在 4～8mm，否则鼻尖宽度将过宽或过窄。

4. 取中隔软骨时，要注意背侧和前段要保留足够软骨以维持其支撑力。要重视术前对中隔软骨的体检，发现中隔发育不良者，及时改用自体肋软骨。

5. 由于鼻中隔偏曲发病率很高，术前需要与患者充分沟通。术中取鼻中隔软骨时可适当矫正偏曲，取下的软骨如有弯曲，适当修剪后再植入，注意植入后鼻尖有否偏斜。

6. 由于鼻部皮肤量和皮肤弹性有限，短鼻延长不是随心所欲的，术前需要与患者充分沟通。术前查体应及时发现患者本身已经存在的鼻梁偏曲和歪斜、鼻翼鼻孔不对称等情况，必要时需做 CT 等辅助检查。

（谭晓燕　施嫣彦）

第六节 鼻尖综合整形术
Correction of nasal tip deformity

一、适应证

1. 鼻尖圆钝 鼻尖肥厚圆钝,鼻尖鼻翼夹角过大。

2. 鼻尖上翘(朝天鼻)或鼻尖下垂 一般鼻唇角在 90°~95°,鼻唇角过大或过小从美学角度来说,都需要旋转鼻尖调整角度。

二、手术方法及步骤

【麻醉】 局部鼻尖浸润麻醉并双侧眶下神经阻滞

【手术方法】

1. 需要同时隆鼻者,隆鼻术部分同本章第一节中"隆鼻"。

2. 切口 内切口和外切口

(1)内切口:双侧鼻前庭软骨前切口。

(2)外切口:鼻小柱基底飞鸟形切口、鼻小柱中段阶梯形切口、鼻小柱 V 形切口、鼻小柱 W 形切口等向双侧鼻前庭软骨前切口延伸。

3. 分离范围 沿切口线切开后,在鼻翼软骨表面、鼻尖脂肪垫深层向上分离到骨与软骨连接处,充分暴露出双侧鼻翼软骨、双侧侧鼻软骨和鼻中隔软骨背侧缘。在左右鼻翼软骨内侧脚之间向鼻中隔软骨尾端分离,显露鼻中隔软骨尾端。仔细分离出双侧鼻翼软骨穹隆部到外侧脚腹侧(图 2-2-6-1)。

4. 鼻尖纤维脂肪垫 鼻尖肥大圆钝(软组织型)者需切除。

5. 鼻尖鼻翼软骨处理

(1)鼻翼软骨缝合技巧(图 2-2-6-2~图 2-2-6-4):

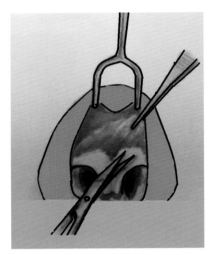

图 2-2-6-1 手术切开分离示意图

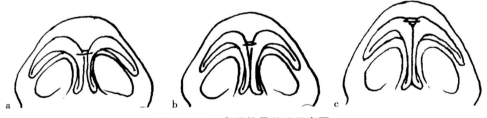

图 2-2-6-2 鼻翼软骨处理示意图

a. 鼻翼软骨内侧脚缝合 b. 鼻翼软骨中间脚缝合 c. 鼻翼软骨穹隆间缝合

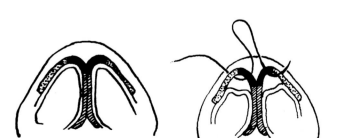
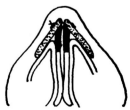

图 2-2-6-3 鼻翼软骨外侧脚切取术

（2）鼻翼软骨内侧脚与中隔软骨尾端之间不同位置方向的缝合，能够从矢状位上轻度调整鼻尖向上或者向下的旋转角度。

（3）如果双侧鼻翼软骨外侧脚过于宽大，可适度切除阴影部分软骨，旋转外侧脚、并拢褥式缝合，从而缩窄鼻尖（图2-2-6-5）。

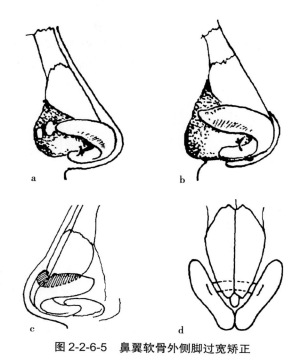

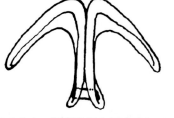

图 2-2-6-4　鼻翼软骨内侧脚脚板缝合

图 2-2-6-5　鼻翼软骨外侧脚过宽矫正

6．鼻尖移植物
（1）鼻尖盾牌样软骨移植（图2-2-6-6）：

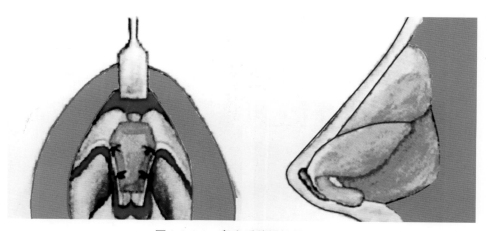

图 2-2-6-6　鼻尖盾牌样软骨移植

（2）鼻尖帽状软骨移植（图2-2-6-7）：
（3）鼻尖伞状软骨移植：即鼻小柱之间到鼻尖有一组伞形软骨植入（图2-2-6-8）。
7．缝合切口后，留置负压引流，鼻尖部胶布或薄塑片固定3～7天。
8．术后处理　术后7天拆线，保持鼻腔清洁，口服抗生素3天。

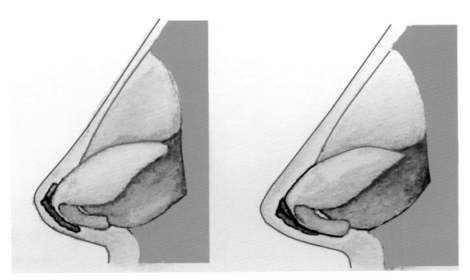

图 2-2-6-7 鼻尖帽状软骨移植

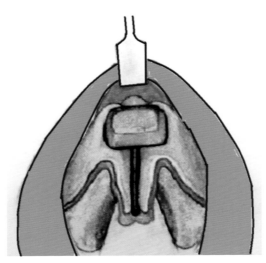

图 2-2-6-8 鼻尖伞状软骨移植

典型病例：见图 2-2-6-9。

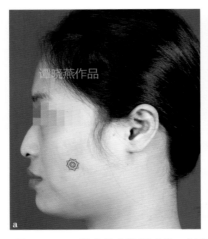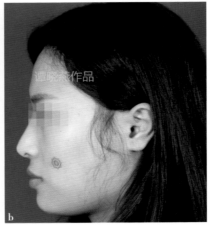

图 2-2-6-9 鼻尖综合整形术前、术后对比（包括驼峰鼻矫正和鼻尖综合整形）
a、b. 术前、术后侧面对照

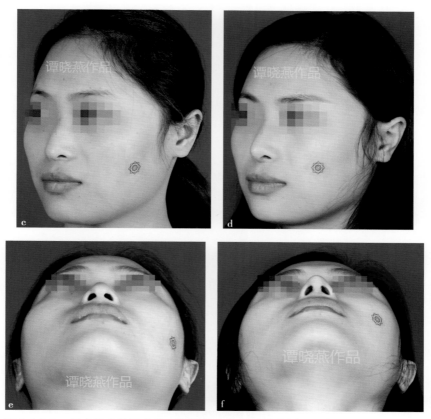

图 2-2-6-9 鼻尖综合整形术前、术后对比（包括驼峰鼻矫正和鼻尖综合整形）（续）
c、d. 术前、术后斜侧面对照   e、f. 术前、术后头后仰位

三、注意事项

包括设计、术中、术后。

1．鼻尖整形是所有鼻整形手术中最难也是最无定式的一部分，上述的各种方法，可根据需要自由组合使用，通常单种术式鼻尖调整效果不如组合术式效果好。

2．鼻尖纤维脂肪垫切除后可以根据需要再利用，如包裹在假体鼻尖端、包裹在移植软骨表面等任何表面过度不够圆润或者需要增加组织覆盖厚度的地方。

3．在鼻尖组织修剪、转位、缝合时需要注意：保护鼻尖正常的生理结构和嗅觉、通气等生理功能；保持鼻尖三角支架的稳定。

（谭晓燕　施嫣彦）

第三篇　唇鼻先天性畸形整复术

Plastic surgery of nasolabial congenital deformity

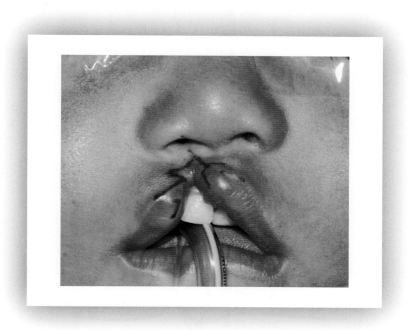

第一章

单侧唇裂整复术

Plastic surgery of unilateral cleft lip

第一节　单侧微小型唇裂整复术
Plastic surgery of unilateral miniature cleft lip

一、隐形切口整复法

（一）适应证

1. 患侧红唇高于非裂隙侧 1mm 以内。

2. 患侧人中嵴皮肤凹陷，唇珠不显。

3. 患侧鼻底变宽，鼻小柱轻度偏斜。

（二）手术方法及关键点

1. 通过红唇、口腔前庭、鼻底等隐蔽切口，广泛解剖口轮匝肌，将患侧口轮匝肌上提缝合固定于前鼻嵴，健侧口轮匝肌向下方旋转，完成口轮匝肌的重建，消除患侧皮肤凹陷。

2. 患侧鼻底宽于健侧需要切除鼻底皮肤的病例，可通过鼻底皮肤切口进行口轮匝肌上缘的解剖缝合，对于两侧鼻底宽度一致，不需要切除患侧鼻底皮肤的病例，可以通过鼻腔内鼻前庭切口或者口腔前庭黏膜切口作为手术入路（图 3-1-1-1）。

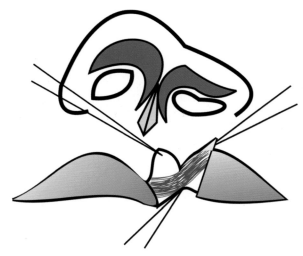

图 3-1-1-1　手术切口示意图
以红唇畸形处切口或鼻底做手术入路，镜像转换视角暴露
和矫正错位的口轮匝肌，对位修整红唇黏膜

手术步骤实例:见图 3-1-1-2～图 3-1-1-7。

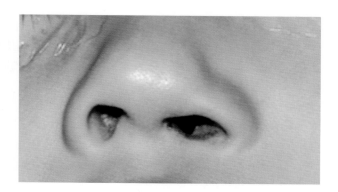

图 3-1-1-2　手术切口设计
麻醉正确体位后,用亚甲蓝在患侧鼻底凹陷处画 C 形切口线

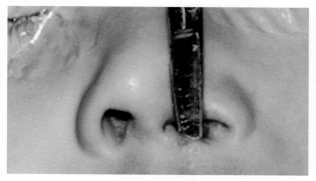

图 3-1-1-3　切开

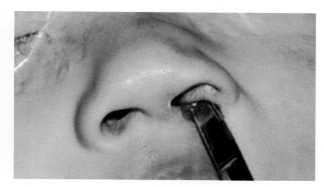

图 3-1-1-4　松解鼻翼基脚

沿画线切开皮肤至前鼻嵴,切断异位附丽的腱膜,隐形切口脱套解剖患侧口轮匝肌,同时松解患侧鼻翼基部异位附着,将非裂隙侧口轮匝肌从异位附着的梨状孔边缘及前鼻棘处彻底松解,解剖范围不超过非裂隙侧人中嵴

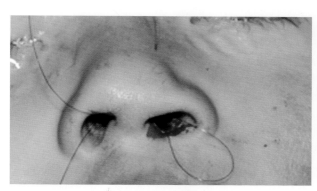

图 3-1-1-5　固定口轮匝肌

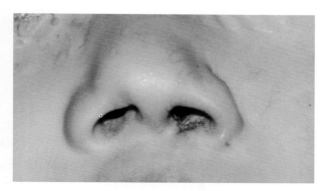

图 3-1-1-6　缝合皮肤

完成患侧口轮匝肌的端与健侧口轮匝肌的侧边间相对缝合,将患侧口轮匝肌上端固定于前鼻嵴以纠正偏斜的鼻小柱

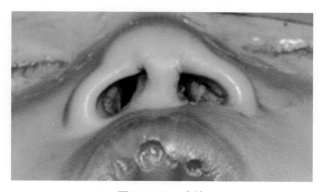

图 3-1-1-7　术毕
手术后缝合伤口

（三）注意事项

1. 术后唇偏斜 术中应将患侧口轮匝肌固定于前鼻嵴骨膜，以保证术后唇中轴居中。

2. 术后红唇凹陷未消除，遗留口哨畸形 术中应对患侧口轮匝肌进行解剖重建，使健侧的口轮匝肌束向下旋转，以形成丰满的肌性唇珠，避免术后口哨畸形。

二、Z字交叉瓣整复法

（一）适应证

1. 患侧红唇黏膜嵌入皮肤的面积接近嵌入红唇的皮肤面积。

2. 患侧人中嵴皮肤凹陷，唇珠不显，红唇下缘切迹的微小型唇裂。

（二）手术方法及关键点

1. 沿错位的红唇黏膜及白唇皮肤做Z字切口，交叉换位，恢复正常的唇弓形态。

2. 通过红唇、口腔前庭、鼻底等隐蔽切口，广泛解剖口轮匝肌，将患侧口轮匝肌上提缝合固定于前鼻嵴，健侧口轮匝肌向下方旋转，完成口轮匝肌的重建，消除患侧皮肤凹陷。

手术步骤实例：见图3-1-1-8～图3-1-1-14。

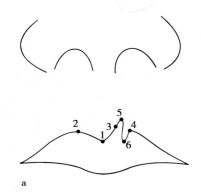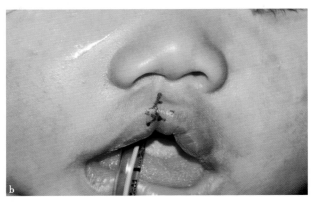

图 3-1-1-8 手术切口设计

确定健侧唇峰点（点2），人中切迹点（点1），裂隙缘上的红唇黏膜最凸点（点5），患侧唇峰点（点3），保证点1-2＝1-3。自点3沿白唇嵴向点1做长约2mm切口。在患侧唇红缘上定点4，使点4到患侧鼻翼基脚的距离等于点2到健侧鼻翼基脚距离。嵌入红唇的皮肤最凸点定为点6，在点红唇缘定点3，使3-5＝4-6。连接点3-5，点4-6，点5-6，红唇切口按照单侧唇裂整复术红唇缝合后的形态画线。该病例两侧鼻底宽度一致，采用口腔前庭黏膜入路进行口轮匝肌上缘的解剖

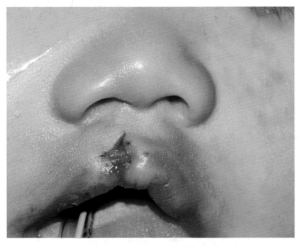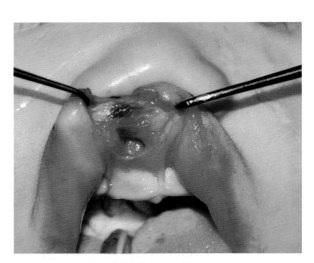

图 3-1-1-9 切开   图 3-1-1-10 暴露口轮匝肌

沿画线切开皮肤，黏膜，暴露口轮匝肌

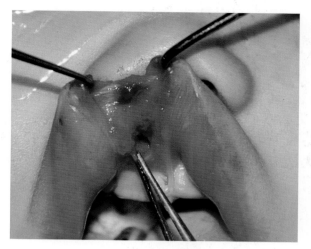

图 3-1-1-11　口轮匝肌脱套解剖

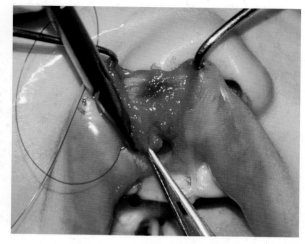

图 3-1-1-12　口轮匝肌对位缝合

在患侧人中嵴投射位置偏外侧 2～3mm 处切断异位口轮匝肌，重新对位缝合

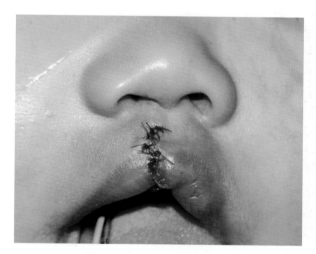

图 3-1-1-13　皮肤对位缝合

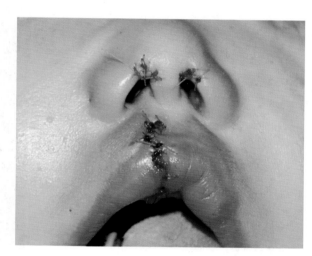

图 3-1-1-14　术毕

将红唇皮肤 Z 字瓣交叉换位，缝合皮下层，形成形态正常的裂隙侧唇峰手术后缝合伤口

（三）注意事项

1. 术后唇偏斜　术中应将裂隙侧口轮匝肌固定于前鼻嵴骨膜，以保证术后唇中轴居中。

2. 术后红唇凹陷未消除，遗留口哨畸形　术中应对患侧口轮匝肌进行解剖重建，使健侧的口轮匝肌束向下旋转，以形成丰满的肌性唇珠，避免术后口哨畸形。

第二节　单侧不完全性唇裂整复术
Plastic surgery of unilateral incomplete cleft lip

一、下三角瓣法

（一）适应证

1. 裂隙侧红唇唇峰高于非裂隙侧 2mm 以内。

2. 裂隙侧人中嵴皮肤凹陷，唇珠不显。

3. 裂隙侧鼻底变宽，鼻小柱轻度偏斜。

（二）手术方法及关键点

1. 唇峰点的下降源于健侧唇峰点向非裂隙侧所作的横切口，而唇峰点的下降程度取决于横切口长度以及横切口上、下两部分组织分开后所形成的角度（α）。横切口设计中注意末端点不能超过非裂隙侧人中嵴，避免破坏正常人中嵴形态，因此当横切口末端点未超过健侧人中嵴就能使横切口长度等于双侧唇峰点高度差，则设计为横切口长度等于双侧唇峰点高度差且 α＝60°；当横切口末端点达到非裂隙侧人中嵴仍不能使横切口长度等于双侧唇峰点高度差，则设计为横切口长度小于双侧唇峰点高度差而 α＞60°。

2. 术中作两侧口轮匝肌与皮肤和黏膜间的分离，在患侧可分离到鼻唇沟处，在健侧可分离到不超过健侧人中嵴（图 3-1-2-1）。

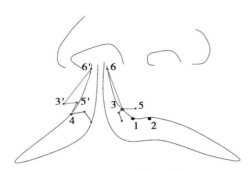

图 3-1-2-1　手术切口示意图

手术设计确定健侧唇峰点（点 2），人中切迹点（点 1），裂隙缘上的唇峰点（点 3），保证 1-2＝1-3；确定横切口末端点（点 5），点 3 至点 5 距离＝点 3 与点 2 之间高度差，且点 5 不超过健侧人中嵴；确定患侧唇峰点（点 4），健侧裂隙缘鼻小柱基部外侧点（点 6），患侧裂隙缘鼻翼基部内侧点（点 6′）；确定点 4 内侧红白唇交界点（点 5′）及点 4 上外侧皮肤点（点 3′），使 3′-5′＝4-5′＝3-5，且 3′-6′＝3-6

手术步骤实例：见图 3-1-2-2～图 3-1-2-9。

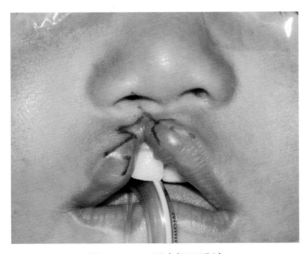

图 3-1-2-2　手术切口设计

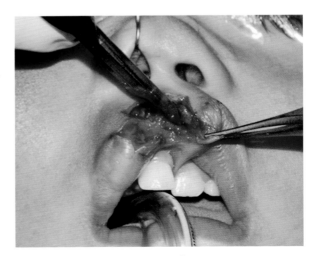

图 3-1-2-3　切开

根据设计图定点，画线，做手术切口前唇只切开黏膜及黏膜下层

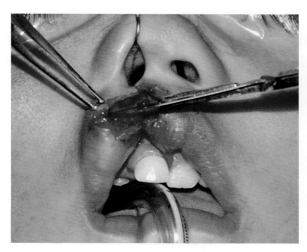
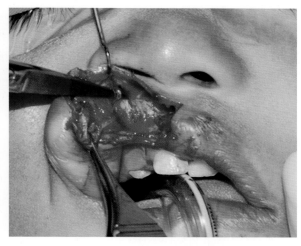

图 3-1-2-4　口轮匝肌脱套解剖　　　　　　图 3-1-2-5　切断肌肉异位附着

口轮匝肌与黏膜之间以及口轮匝肌与皮肤之间的锐分离解剖，即脱套式解剖。解剖的程度应使患侧口轮匝肌上端轻松牵拉至前鼻嵴为宜，并尽可能解剖保留鼻唇动脉分支。在健侧做口轮匝肌与皮肤之间，以及口轮匝肌与黏膜之间的脱套式解剖，而且还需将健侧口轮匝肌从异位附着的梨状孔边缘及前鼻棘处彻底松解，解剖范围不超过健侧人中嵴

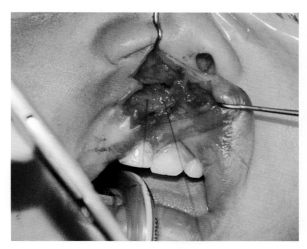
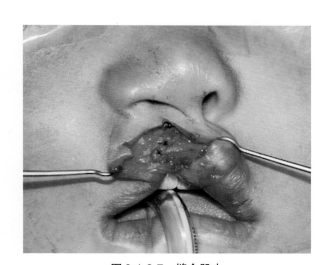

图 3-1-2-6　纠正鼻小柱偏斜　　　　　　图 3-1-2-7　缝合肌肉

将两侧侧唇的口轮匝肌，水平向推进至前唇中线，两侧肌肉无明显张力下靠拢

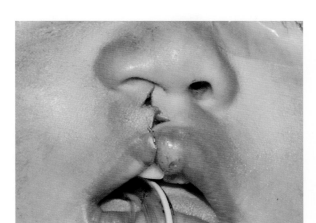
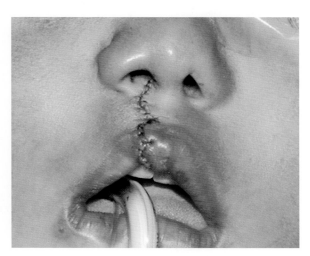

图 3-1-2-8　对位缝合皮肤　　　　　　图 3-1-2-9　修整唇珠

（三）注意事项

1. 患侧唇峰下降过度，健侧上唇横切口的设计应与双侧唇峰落差相匹配，同时患侧白唇三角瓣设计应与健侧上唇裂隙侧唇峰旋转下降后的皮肤缺隙相匹配。

2. 红唇下缘不平整或出现口哨畸形。应尽可能设计用患侧红唇干性黏膜瓣插入健侧红唇干性黏膜下方。操作中，尽可能在两侧制作小而连续的多个红唇黏膜瓣交叉修复红唇下缘，而不是在一侧制作大而单一的红唇黏膜瓣修复。

二、华西法

（一）适应证

1. 患侧红唇唇峰高度差于健裂隙侧 2mm 以内。

2. 患侧人中嵴皮肤凹陷，唇珠不显。

3. 患侧鼻底变宽，鼻小柱轻度偏斜。

（二）手术方法及关键点（图 3-1-2-10）

1. 依据同时实现唇裂整复手术设计中关键切口末端点的位置准确定位及裂隙两侧切口长度相等的基本原则。

2. 术中作两侧口轮匝肌与皮肤和黏膜间的分离，在患侧可分离到鼻唇沟处，在健侧可分离到不超过健侧人中嵴。

3. 术后切口缝合线变为仅有的一条从鼻小柱基部至患侧唇峰点的缝线，与术前畸形范围相仿，鼻底不留有瘢痕组织存在。

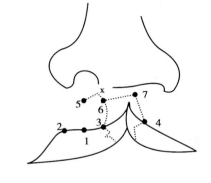

图 3-1-2-10　手术设计示意图
点 5 的确定原则是点 5-2 ＝ 点 5-3，点 x 的定点原则是点 3-x ＝ 点 4-7，同时使点 5-x ＝ 点 6-7。按画线切开和口轮匝肌脱套和解剖并重建后，如果点 6-7 的距离大于点 5-x 的距离，可以从 x 点向点 6-7 的切口作纵向部分皮肤组织的切除

手术步骤实例：见图 3-1-2-11～图 3-1-2-17。

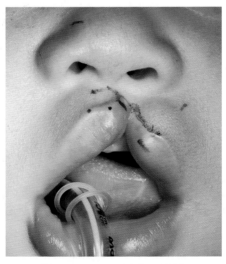

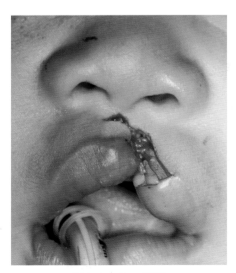

图 3-1-2-11　手术切口设计	图 3-1-2-12　切开

根据设计图定点，画线，做手术切口前唇只切开黏膜及黏膜下层

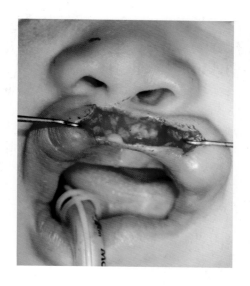

图 3-1-2-13　口轮匝肌脱套解剖
口轮匝肌与黏膜之间以及口轮匝肌与皮肤之间的锐分离解剖，即脱套式解剖。解剖的程度应使患侧口轮匝肌上端轻松牵拉至前鼻嵴为宜，并尽可能解剖保留鼻唇动脉分支。在健侧做口轮匝肌与皮肤之间，以及口轮匝肌与黏膜之间的脱套式解剖，而且还需将健侧口轮匝肌从异位附着的梨状孔边缘及前鼻棘处彻底松解，解剖范围不超过健侧人中嵴

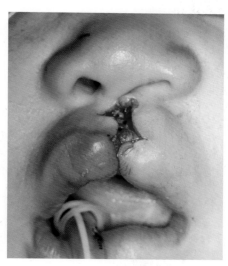

图 3-1-2-14　纠正鼻小柱偏斜

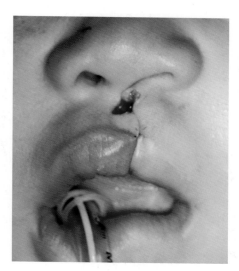

图 3-1-2-15　缝合肌肉

将两侧侧唇的口轮匝肌，水平向推进至前唇中线，两侧肌肉无明显张力下靠拢

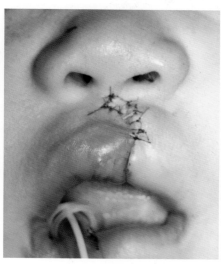

图 3-1-2-16　对位缝合皮肤

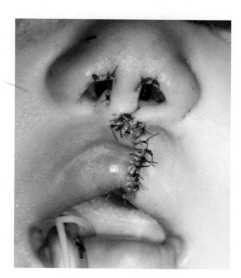

图 3-1-2-17　修整黏膜

（三）注意事项

1. 患侧唇峰下降过度，健侧上唇横切口的设计应与双侧唇峰落差相匹配。

2. 患侧上唇突度不足，人中嵴、人中窝的形态不显。在操作中应将患侧口轮匝肌上端与前鼻嵴或中隔软骨下端牢固缝合，并将健侧口轮匝肌主动向下牵引后，完成患侧口轮匝肌下端与健侧口轮匝肌侧边的相对缝合。

3. 红唇下缘不平整或出现口哨畸形。应尽可能设计用患侧红唇干性黏膜瓣插入健侧红唇干性黏膜下方。操作中，尽可能在两侧制作小而连续的多个红唇黏膜瓣交叉修复红唇下缘，而不是在一侧制作大而单一的红唇黏膜瓣修复。

第三节　单侧完全性唇裂整复术
Plastic surgery of unilateral complete cleft lip

一、适应证

任何畸形程度的单侧完全性唇裂。

二、手术方法及关键点（图 3-1-3-1）

1. 健侧唇峰旋转下降点的设计　健侧唇峰点的下降程度取决于能使改点旋转下降的切口末端点的位置，而不是切口形式和长度-角平分线理论。

2. 口轮匝肌的脱套式解剖　作两侧口轮匝肌与皮肤和黏膜间的分离。在患侧可分离到鼻唇沟处，在健侧可分离到角平分线处。

3. 梯式旋转下降的技术　主动将非裂隙口轮匝肌瓣向下牵引，使皮肤层、口轮匝肌层和黏膜层分别旋转下降的效果。

手术步骤实例：见图 3-1-3-2～图 3-1-3-7。

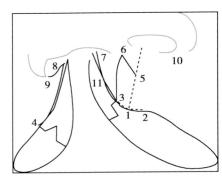

图 3-1-3-1　手术切口示意图

确定健侧唇峰点（点 2），人中切迹点（点 1），裂隙缘上的患侧唇峰点（点 3），保证点 1-2＝1-3。确定鼻小柱基部点（点 6），裂隙缘非裂隙侧唇峰点与人中切迹点和非裂隙侧唇峰点所成夹角角平分线上定点 5，使点 2-5＝3-5。在患侧唇红缘上定点 4，在两侧鼻翼基部分别定点 9 和 10，使点 2-10＝点 4-9

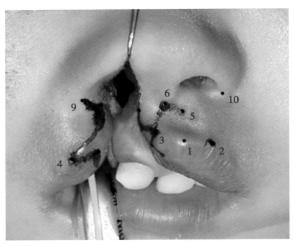

图 3-1-3-2　手术切口设计

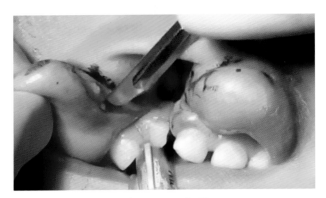

图 3-1-3-3　切开

按模式图定点，沿连线切开，前唇只切开黏膜及黏膜下层

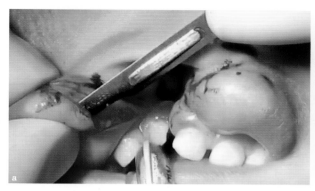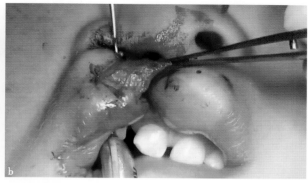

图 3-1-3-4 口轮匝肌脱套解剖

口轮匝肌与黏膜之间以及口轮匝肌与皮肤之间的锐分离解剖，即脱套式解剖。解剖的程度应使患侧口轮匝肌上端轻松牵拉至前鼻嵴为宜，并尽可能解剖保留鼻唇动脉分支。在健侧做口轮匝肌与皮肤之间，以及口轮匝肌与黏膜之间的脱套式解剖，而且还需将健侧口轮匝肌从异位附着的梨状孔边缘及前鼻棘处彻底松解，解剖范围不超过健侧人中嵴

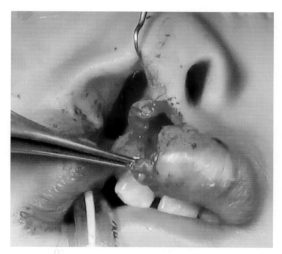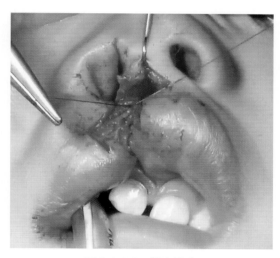

图 3-1-3-5 纠正鼻小柱偏斜　　　　　　　　　　　　　**图 3-1-3-6 缝合肌肉**

将两侧侧唇的口轮匝肌，水平向推进至前唇中线，两侧肌肉无明显张力下靠拢。完成患侧口轮匝肌的端与健侧口轮匝肌的侧边间相对缝合，可使用小单钩牵健侧口轮匝肌最大限度旋转下降后缝合

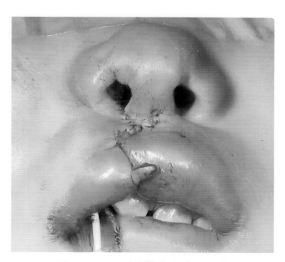

图 3-1-3-7 对位缝合皮肤和黏膜

三、注意事项

1. 如将患侧唇峰点定点过于靠近鼻底方向（为保持唇峰口角距相等时），致使术后患侧上唇唇高不足。在设计时尽可能保持两侧鼻翼唇峰相等。

2. 如将健侧上唇的旋转切口末端点，俗称鼻小柱基部点设计在鼻小柱内，致使术后鼻小柱基部呈凹陷状。应尽可能将鼻小柱基部点设计在鼻小柱与上唇交界处，位于鼻小柱水平宽度的近裂隙处 1/3 与近非裂隙处 2/3 交界处。

3. 裂隙侧上唇突度不足，人中嵴、人中窝的形态不显。在操作中应将患侧口轮匝肌上端与前鼻嵴或中隔软骨下端牢固缝合，并将非裂隙侧口轮匝肌主动向下牵引后，完成裂隙侧口轮匝肌的端与非裂隙侧口轮匝肌的侧边相对缝合。

4. 红唇下缘不平整或出现口哨畸形。应尽可能设计用裂隙侧红唇干性黏膜瓣插入非裂隙侧红唇干性黏膜下方。操作中，尽可能制作小而连续的两侧红唇黏膜瓣交叉修复红唇下缘，而不是使用在一侧制作较大黏膜瓣修复的方法。

（石　冰）

第二章

双侧唇裂整复术

Plastic surgery of bilateral cleft lip

第一节　双侧微小型唇裂整复术
Plastic surgery of bilateral minor cleft lip

一、适应证

1. 先天性双侧红唇下缘凹陷，裂隙对称，也可能不对称。
2. 裂隙局限于红唇。但白唇深部的口轮匝肌连续性部分中断，皮肤可有线性凹陷。
3. 唇弓基本对称，白唇嵴在唇峰处多有双侧或一侧中断，少量红唇黏膜伸入白唇。
4. 双侧或一侧鼻底变宽。

二、手术方法及步骤

1. 沿错位的红唇黏膜及白唇皮肤做 Z 字切口，交叉换位，恢复正常的唇弓形态。
2. 通过红唇、口腔前庭、鼻底等隐蔽切口，广泛解剖口轮匝肌，将患侧口轮匝肌上提缝合固定于前鼻嵴，健侧口轮匝肌向下方旋转，完成口轮匝肌的重建，消除患侧皮肤凹陷。

手术步骤实例：见图 3-2-1-1～图 3-2-1-7。

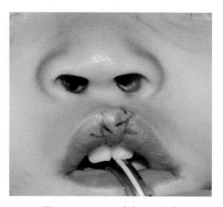

图 3-2-1-1　手术切口设计

进行术前定点设计，红唇下缘凹陷采用 Z 字成形术，进行切口设计，以浅沟为对称轴，设计两个角度大约为 45°～75° 的对偶三角瓣；白唇的切口仅限于切除伸入白唇的红唇黏膜，不作其余白唇皮肤的切口

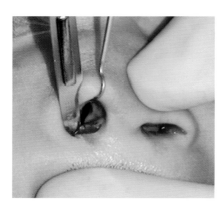

图 3-2-1-2　鼻前庭内隐形切口

在鼻前庭内作隐形切口

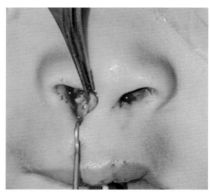

图 3-2-1-3　对位缝合

经鼻前庭内的隐形切口，向下，显露白唇的口轮匝肌，并进行肌肉的脱套式解剖。松解白唇皮肤与深部的粘连，有助于消除白唇的浅沟

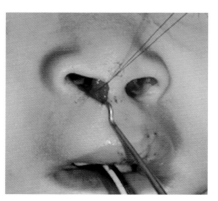

图 3-2-1-4　口轮匝肌缝合

缝合口轮匝肌，恢复肌肉的连续性

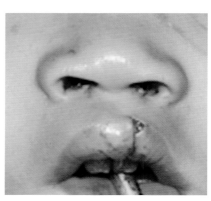

图 3-2-1-5　切除白唇内的红唇组织

切除伸入白唇的红唇黏膜

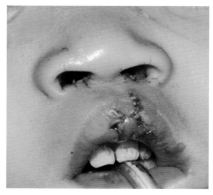

图 3-2-1-6　消除红唇浅沟

唇珠两侧各做一个 Z 字成形，三角瓣交叉换位后浅沟消失

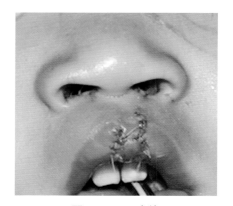

图 3-2-1-7　术毕

三、注意事项

1. 经鼻前庭内的隐形切口，向下松解白唇皮肤与深部的粘连，有助于消除白唇的浅沟。

2. 缝合口轮匝肌，既恢复了肌肉的连续性，还可以通过缝合，调整鼻底的宽度。

3. 唇珠两侧浅沟的消除，应注意其对称性。

第二节 双侧不完全性唇裂整复术
Plastic surgery of bilateral incomplete cleft lip

一、适应证

1. 先天性双侧唇部开裂。
2. 裂隙不对称，一侧完全裂，而另一处为微小型或者不完全性唇裂。
3. 双侧或一侧鼻底变宽。

二、手术方法及关键点（图3-2-2-1）

1. 不破坏裂隙缘、唇峰点等重要的解剖标志，以免对唇裂整复术造成不利影响。
2. 术中解剖分离范围小于唇裂整复术，避免过度解剖。

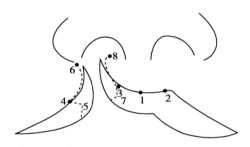

图 3-2-2-1　手术切口示意图

首先确定唇裂整复术中需要的重要解剖标志点：微小型裂唇峰点（点2），人中切迹点（点1），裂隙缘上的微小型侧唇峰点（点3），以及完全裂侧唇峰点（点4），保证点1-2＝1-3。然后确定点4下方红唇黏膜点（点5），完全裂侧鼻底平鼻翼基部红白唇交界点（点6），点3下方红唇黏膜点（点7），以及微小型裂侧鼻底平鼻小柱基部红白唇交界点（点8），保证点3-7＝点4-5、点7-8＝点4-6

手术步骤实例：见图3-2-2-2～图3-2-2-5。

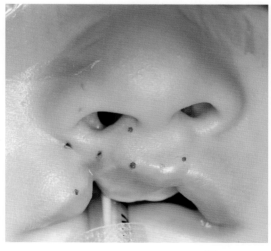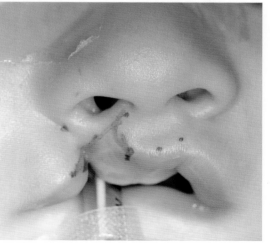

图 3-2-2-2　手术切口设计

按模式图定点，沿连线切开，前唇只切开黏膜及黏膜下层

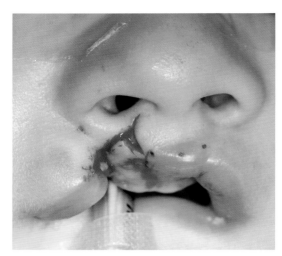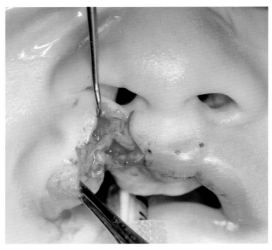

图 3-2-2-3 切开

沿连线切开，前唇只切开黏膜及黏膜下层

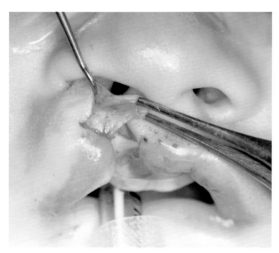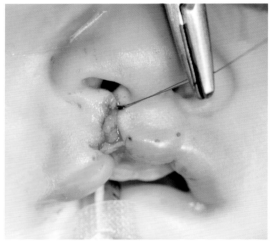

图 3-2-2-4 口轮匝肌脱套式解剖和重新对位缝合

侧唇口轮匝肌的脱套式解剖，将两侧侧唇的口轮匝肌，水平向推进，两侧肌肉无明显张力下靠拢

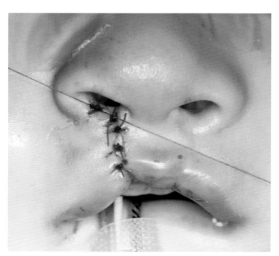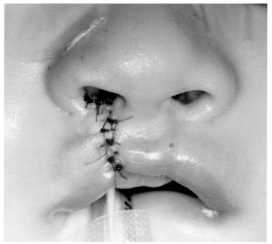

图 3-2-2-5 术毕

三、注意事项

避免唇裂整复术所需重要解剖标志点被破坏。术前定点时除了标记唇粘连手术设计所需标志点外还要明确标记出唇裂整复术所需重要解剖标志点，避免在术中被破坏。

第三节　双侧完全性唇裂整复术
Plastic surgery of bilateral complete cleft lip

一、适应证

1. 先天性双侧唇部开裂至鼻底。
2. 裂隙对称，也可能不对称。
3. 双侧或一侧鼻底变宽。

二、手术方法及关键点

1. 利用前唇全长作为修复后的上唇高，两侧唇峰至人中切迹点的距离为 2～2.5mm，

2. 通过在两侧唇上将唇峰点与人中切迹点设计成与侧唇唇弓缘不等距的方法，实现侧唇与前唇缝合后重建唇弓形态的效果。

3. 侧唇高在术中应根据前唇高而调整。

4. 利用两侧唇口轮匝肌中下 1/3 瓣相对缝合形成唇珠。

5. 在前唇两侧设计与制作皮下组织瓣，保证两侧上唇切口的一期愈合，并有利于形成人中嵴形态。

手术步骤实例： 见图 3-2-3-1～图 3-2-3-5。

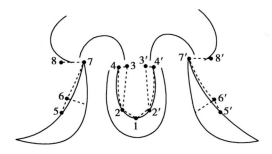

图 3-2-3-1　手术切口示意图

1. 前唇的手术设计：一般情况下将前唇缘宽度设计在 4～5mm 左右，在前唇最下端红唇皮肤交界定点 1，点 1-2＝1-2′，点（1-2）＋（1-2′）＝4～5mm，点 2-3＝2′-3′，点 3-3′ 的宽度略小于点 2-2′ 的距离，并在点 3 和 3′ 的外侧，前唇皮肤与红唇的交界处分别定点 4 和 4′，沿点 2-1-2′，点 3-2，点 3′-2′，点 3-4，点 3′-4′ 连线，人中瓣的切口可以略微有些弧度。2. 侧唇的手术设计：确定重建的唇峰点选择在侧唇的红唇较厚处，再在此点上方约 2～3mm 处确定人中切迹点，即点 5 与 5′ 和点 6 与 6′，但需使点 5 与 5′ 分别至同侧口角的距离和两侧鼻翼其脚的距离相等。点 5-6＝5′-6′＝2～3mm。点 5 的位置是与点 6 定在唇弓缘红白唇交界线上，还是唇弓缘处 1～2mm 处，则取决于前唇的长度，连接点 7-8，点 7-6-5 和点 7′-8′，点 7′-6′-5′ 形成侧唇的手术切口线

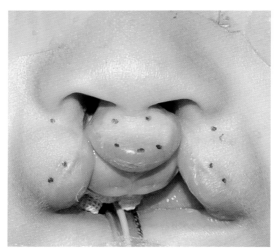
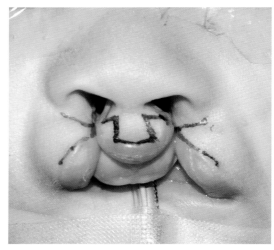

图 3-2-3-1 手术切口示意图(续)

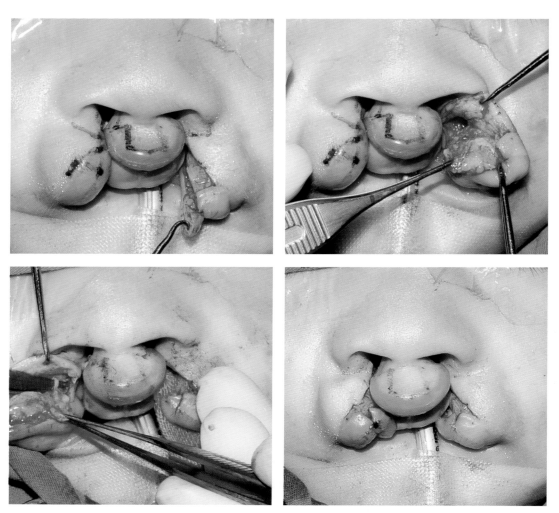

图 3-2-3-2 侧唇瓣形成和口轮匝肌解剖

沿画线切开皮肤黏膜,在口轮匝肌与皮肤之间以及口轮匝肌与黏膜之间做锐性分离解剖,即脱套式解剖,应尽可能解剖保留鼻唇动脉分支。再在鼻翼基脚内侧,切开鼻翼基部在上颌骨浅面的附着,并切断异位口轮匝肌在鼻翼旁的附着,使口轮匝肌与皮肤和口腔黏膜完全脱套,并保证两侧口轮匝肌肌束可自如地牵拉至中线

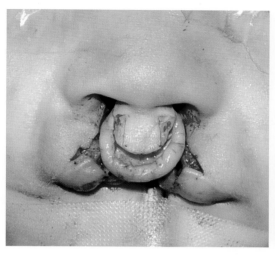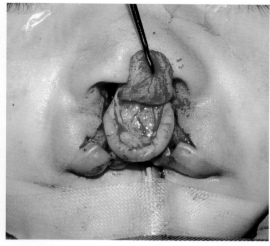

图 3-2-3-3 前唇瓣形成

沿设计切开前唇皮肤黏膜。用单钩提起点 1 深面皮下组织，在红唇黏膜浅面解剖，直至鼻小柱基部，形成以鼻小柱为蒂的前唇皮瓣

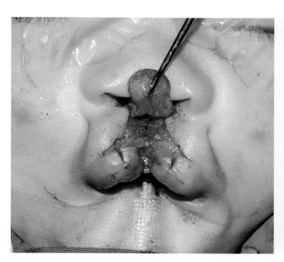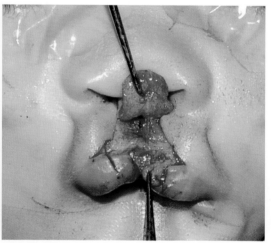

图 3-2-3-4 连接两侧口轮匝肌

将两侧侧唇的口轮匝肌，水平向推进至前唇中线，两侧肌肉无明显张力下靠拢，恢复肌肉的连续性

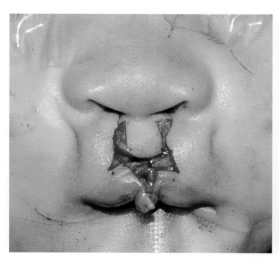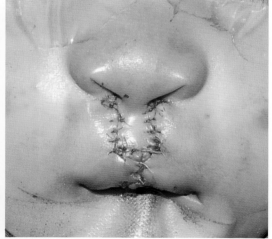

图 3-2-3-5 术毕

对位缝合皮肤和黏膜

三、注意事项

1. 前唇与侧唇高度不一致　应以前唇全长作为术后上唇的高度，在缝合前调整侧唇高度，必要时在两侧鼻底处用"月牙形"切口，切除部分上唇皮肤组织，以保持侧唇与前唇高度一致。

2. 术后上唇张力过大，两侧上唇切口延期愈合　应在制作前唇瓣时，以前唇为蒂，仅切除前唇两侧表皮保留皮下组织，使前唇与侧唇切口缝合时，有充足的皮下组织支撑，提高术后切口一期愈合概率。

3. 术后易出现口哨畸形　在将两侧口轮匝肌在中线相对缝合时，利用两侧口轮匝肌的下三分之一处，各做一段水平切口，形成侧唇口轮匝肌瓣，将两肌肉瓣相对缝合后，形成唇珠。同时利用两侧唇红唇小黏膜瓣修复红唇下缘。

（李承浩　石　冰）

第三章

单侧唇裂术后继发畸形整复术
Plastic surgery of postoperative deformity of unilateral cleft lip

第一节　唇珠重建整复术
Reconstruction of vermillion tubercle

一、适应证

1. 一侧红唇肥厚伴唇珠不显。
2. 一侧红唇肥厚伴红唇凹陷。
3. 唇珠偏斜。

二、手术方法及步骤

根据一侧红唇肥厚的程度，设计一定宽度和长度的红唇转移瓣，以近中为蒂，向唇珠方向旋转，形成丰满唇珠，消除红唇凹陷。

手术步骤实例：见图 3-3-1-1～图 3-3-1-4。

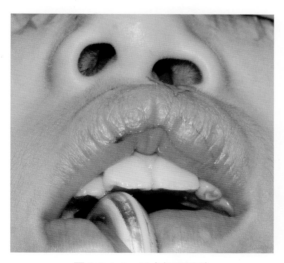

图 3-3-1-1　手术切口设计

根据一侧红唇肥厚的程度，设计梭形红唇黏膜瓣，瓣的尖端位于干湿红唇交界，瓣的宽度和长度参照对侧红唇的形态，使红唇转移瓣转移就位后，上唇两侧厚度对称。靠近口内的梭形切口越过肥厚红唇的最突点后，逐渐折向干湿唇交界，并沿干湿唇交界线沿向对侧，切口的长度略短于红唇转移瓣的长度，使转移瓣有一定组织富余利于突显唇珠

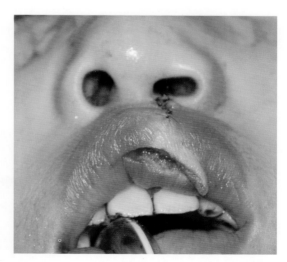

图 3-3-1-2　切开黏膜及黏膜下层，形成红唇转移瓣

沿切口切开黏膜层，注意红唇转移瓣带有至少 2mm 厚度的黏膜下组织，避免损伤唇动脉

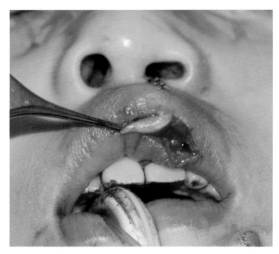

图 3-3-1-3 将红唇转移瓣向对侧旋转,形成新的唇珠
将红唇瓣向对侧旋转,使两侧上唇厚度对称,唇珠居中

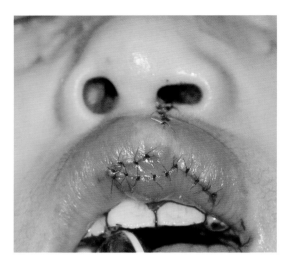

图 3-3-1-4 缝合黏膜层
缝合黏膜层

典型病例: 见图 3-3-1-5～图 3-3-1-7。

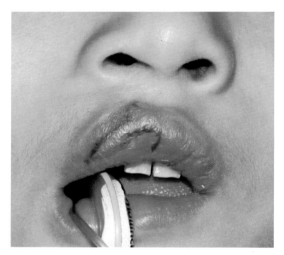

图 3-3-1-5 术前唇珠不显

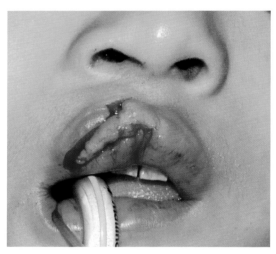

图 3-3-1-6 切口设计

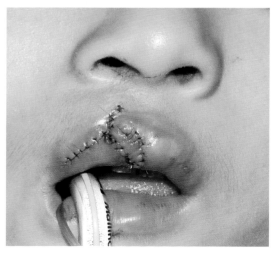

图 3-3-1-7 术后形态

三、注意事项

1. 根据一侧红唇肥厚的程度，设计红唇转移瓣的宽度和长度，长宽比在 4:1 以内。

2. 红唇转移瓣近口内的切口向新的唇珠方向延伸，使红唇转移瓣的蒂位于近口外，利于隐蔽红唇转移瓣蒂部的皱褶。

第二节　人中嵴(窝)偏斜矫正术
Correction of philtrum deviation

一、适应证

1. 上唇中轴线偏离面中线，向裂隙侧偏斜。
2. 非裂隙侧人中嵴偏向裂隙侧。

二、手术方法及步骤

通过口轮匝肌的解剖，将裂隙侧口轮匝肌上份固定于前鼻嵴的骨膜，形成稳定的支抗，把非裂隙侧的口轮匝肌上份与重新就位的裂隙侧口轮匝肌缝合，以达到非裂隙侧上份口轮匝肌向裂隙侧移动，从而摆正上唇中轴线和人中嵴。同时，手术以口轮匝肌解剖复位为主，尽量不增加上唇皮肤切口，手术入路可结合具体病例情况，通过鼻底切口、鼻腔前庭黏膜切口或者红唇黏膜切口作为手术入路。

手术步骤实例：见图 3-3-2-1～图 3-3-2-7。

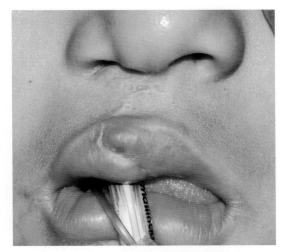

图 3-3-2-1　术前人中嵴偏向裂隙侧

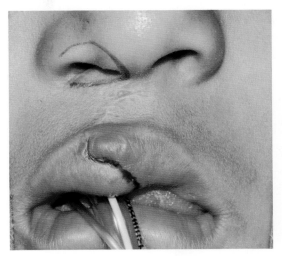

图 3-3-2-2　切口设计

该病例为人中偏向裂隙侧，伴有红唇缘切迹，裂隙侧鼻翼塌陷。手术入路采用红唇下缘切口加裂隙侧鼻翼 - 鼻小柱 - 鼻底 C 形切口

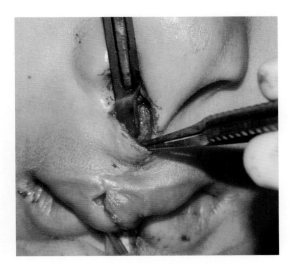

图 3-3-2-3　通过鼻底切口解剖口轮匝肌

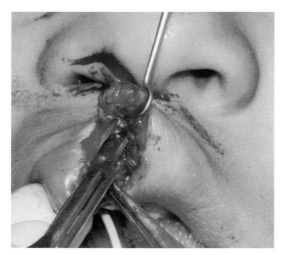

图 3-3-2-4　通过红唇黏膜切口解剖口轮匝肌
通过鼻底皮肤切口和红唇黏膜切口，在皮肤和口轮匝肌之间，红唇黏膜和口轮匝肌之间解剖口轮匝肌，将口轮匝肌在裂隙侧前鼻嵴及梨状孔周围的异位附着松解

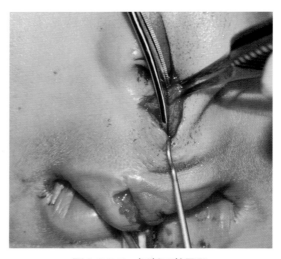

图 3-3-2-5　切断口轮匝肌
在裂隙侧人中嵴外侧 2mm 位置切断口轮匝肌

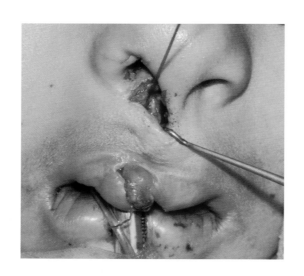

图 3-3-2-6　将裂隙侧口轮匝肌上份缝合于前鼻嵴骨膜
牵拉裂隙侧肌束至前鼻嵴方向，用 3-0 丝线将裂隙侧肌束固定于前鼻嵴骨膜，保证两侧上唇高度一致，同时裂隙侧鼻翼基脚无明显上移。将非裂隙侧肌束上缘向裂隙侧牵拉，与相对应的裂隙侧肌束缝合，以达到推挤人中下份向中线移动的效果。将余下非裂隙侧肌束向下内牵拉，裂隙侧肌束插入牵拉后形成的空隙，完成口轮匝肌的端 - 侧缝合

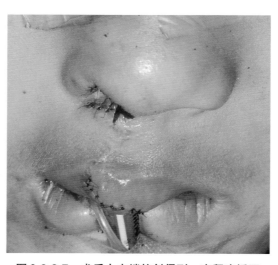

图 3-3-2-7　术后人中嵴偏斜得到一定程度矫正

三、注意事项

人中嵴偏斜严重的病例，通过口轮匝肌解剖复位可能不能纠正，需要利用Abbe瓣重建居中的人中。

第三节　唇峰过高矫正术
Correction of lifted philtrum

一、斜形瓣法

（一）适应证

裂隙侧唇峰平缓、整体高于非裂隙侧。

（二）手术方法及步骤

在裂隙侧唇峰上方形成斜行白唇皮肤组织瓣，下推裂隙侧红唇，使裂隙侧红唇整体下移。

手术步骤实例：见图3-3-3-1～图3-3-3-4。

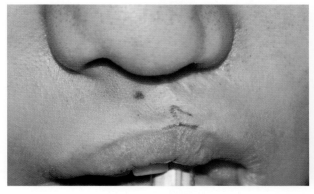

图3-3-3-1　切口设计

自裂隙侧唇峰点沿红白唇交界（白唇嵴）画线，内侧至裂隙侧唇峰和人中凹的中点，外侧与内侧线段等长，自裂隙侧唇峰点向鼻小柱方向做切口，切口与裂隙侧人中臂约60°，形成一个面积与裂隙侧过高唇峰下降后白唇空隙面积接近的斜形白唇皮肤组织瓣

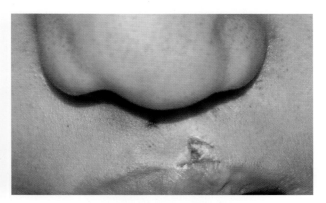

图3-3-3-2　切开白唇嵴和皮肤

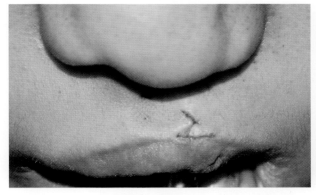

图3-3-3-3　斜行瓣插入下降唇峰后形成的皮肤空隙

在皮肤、红唇和口轮匝肌之间，做潜行解剖，使裂隙侧红唇松解下降。将白唇皮肤组织瓣向下方插入裂隙侧红唇下降后形成的皮肤空隙

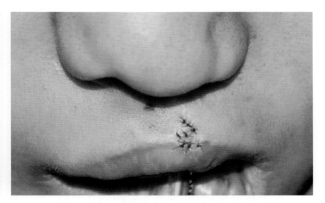

图3-3-3-4　术后

缝合皮下层，修整斜形皮肤瓣，对位缝合皮肤层

典型病例：见图 3-3-3-5～图 3-3-3-7。

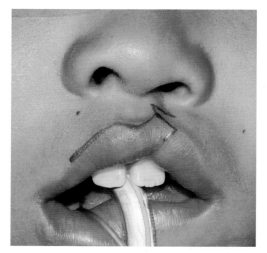

图 3-3-3-5　切口设计

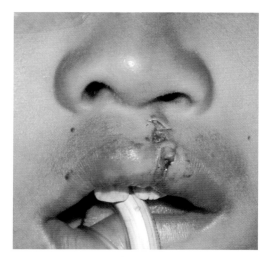

图 3-3-3-6　斜行皮肤瓣推移唇峰下降

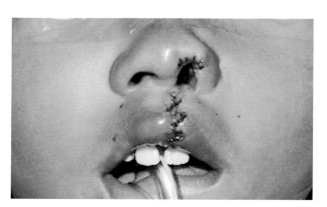

图 3-3-3-7　术后形态

（三）注意事项

本法适合于裂隙侧唇峰整体高于非裂隙侧的患者。

二、旋转下降法

（一）适应证

裂隙侧唇峰下降不足，高耸突入白唇。

（二）手术方法及步骤

按照一期唇裂整复术的原则，行口轮匝肌重建，旋转下降裂隙侧过高的唇峰。

手术步骤实例：见图 3-3-3-8～3-3-3-14。

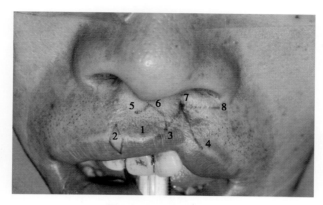

图 3-3-3-8　切口设计

切口设计：同一期唇裂整复原理，确定非裂隙侧唇峰点（点 2），人中切迹点（点 1），裂隙缘上的非裂隙侧唇峰点（点 3），保证点 1-2＝1-3。确定鼻小柱基部点（点 6），裂隙缘非裂隙侧唇峰点与人中切迹点和非裂隙侧唇峰点所成夹角角平分线上定点 5，使点 2-5＝3-5。在裂隙侧唇红缘上定点 4，使点 4 到裂隙侧鼻翼基部的距离等于点 2 到非裂隙侧鼻翼基部的距离。点 7 为原上唇瘢痕与鼻底交界点，点 8 为裂隙侧鼻翼基脚点。用弧线连接 3-6-5、3-7、4-7 和 7-8

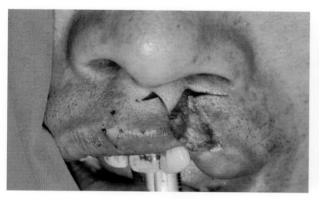

图 3-3-3-9　切开皮肤

沿画线切开皮肤，去除白唇瘢痕组织

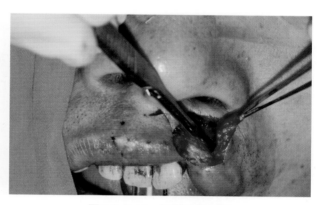

图 3-3-3-10　解剖口轮匝肌

在皮肤和口轮匝肌之间、红唇黏膜和口轮匝肌之间解剖口轮匝肌，将口轮匝肌在裂隙侧前鼻嵴及梨状孔周围的异位附着松解

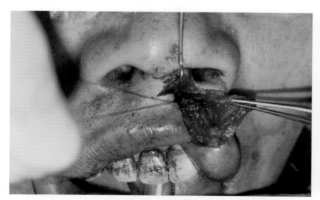

图 3-3-3-11　将裂隙侧肌束上缘固定于前鼻嵴骨膜

牵拉裂隙侧肌束至前鼻嵴方向，用 3-0 丝线将裂隙侧肌束固定于前鼻嵴骨膜，保证两侧上唇高度一致，同时裂隙侧鼻翼基脚无明显上移

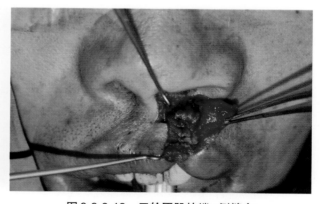

图 3-3-3-12　口轮匝肌的端 - 侧缝合

将非裂隙侧肌束向下内牵拉，裂隙侧肌束插入牵拉后形成的空隙，使用 5-0PDS 缝线，间断缝合肌肉层，完成口轮匝肌的端 - 侧缝合

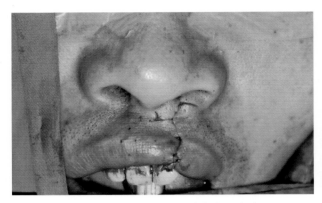

图3-3-3-13　由下往上缝合皮下皮肤

使用 6-0 可吸收缝线缝合点 3、4 的皮下组织，自下而上缝合皮下层，修整多余皮肤皮下组织，6-0 美容线缝合皮肤

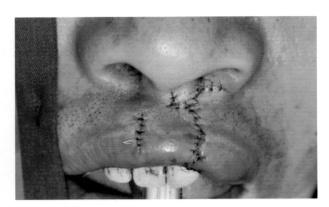

图3-3-3-14　修整红唇

在干湿红唇交界处，以裂隙侧红唇三角瓣插入非裂隙侧，修整红唇形态

三、注意事项

由于将裂隙侧唇峰点外移，如不注意口轮匝肌的解剖重建，易造成术后上唇中线偏斜。术中应将裂隙侧口轮匝肌固定于前鼻嵴，保证唇中线居中。

第四节　上唇过长矫正术
Correction of over-lengthed upper lip

一、适应证

裂隙侧上唇长于非裂隙侧。

二、手术方法及步骤

广泛解剖口轮匝肌，将裂隙侧口轮匝肌上提缝合固定于前鼻嵴，并适当去除裂隙侧近鼻底的口轮匝肌，使裂隙侧过长上唇得到上提。手术入路尽量隐蔽，避免重新切开裂隙侧白唇皮肤，可根据具体情况，通过鼻底、红唇缘、口腔黏膜等作为入路。

手术步骤实例：见图 3-3-4-1～图 3-3-4-5。

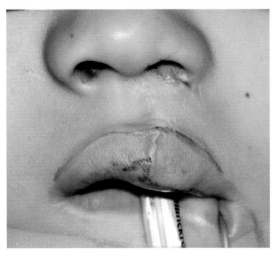

图3-3-4-1　切口设计

该患者裂隙侧鼻翼塌陷，拟采用经裂隙侧鼻翼缘 - 裂隙侧鼻小柱 - 裂隙侧鼻底的 C 形切口矫正鼻畸形。患者裂隙侧红唇肥厚、唇珠偏斜，拟采用红唇黏膜瓣转移整复红唇畸形，因此，通过裂隙侧鼻底和红唇下缘的切口足以完成对口轮匝肌的解剖复位

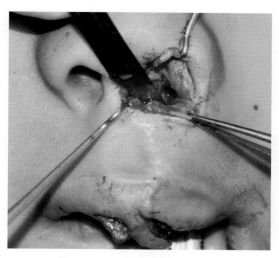

图 3-3-4-2 解剖口轮匝肌（一）

自鼻底切口和红唇下缘切口广泛脱套式解剖松解口轮匝肌，上下切口在皮下以及黏膜下贯穿，松解范围上方至鼻底、前鼻嵴，内侧至人中凹，外侧至梨状孔周围、鼻翼基脚外侧，下方至口轮匝肌最下缘

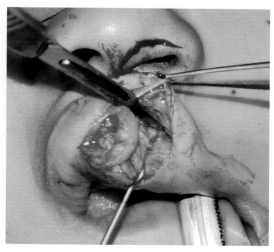

图 3-3-4-3 解剖口轮匝肌（二）

在皮肤和口轮匝肌之间、红唇黏膜和口轮匝肌之间解剖口轮匝肌，将口轮匝肌在裂隙侧前鼻嵴及梨状孔周围的异位附着松解

图 3-3-4-4 裂隙侧上端肌束固定

在裂隙侧人中嵴对应深面的口轮匝肌偏裂隙侧 3mm 处将口轮匝肌切开，使非裂隙侧的肌束较长，这样有更多的肌肉组织向唇珠方向旋转，利于丰满唇珠，同时裂隙侧肌束较短，更利于上提下坠的裂隙侧上唇。牵拉裂隙侧肌束至前鼻嵴方向，确定恰当的进针位置，将裂隙侧肌束固定于前鼻嵴后，两侧上唇长度一致，同时裂隙侧鼻翼基脚无明显上移。若裂隙侧上缘肌肉较多，阻挡肌肉的上提，可以适当去除裂隙侧上缘的肌肉。使用 3-0 丝线或尼龙线，将裂隙侧肌束固定于前鼻嵴的骨膜以及鼻底深面的骨膜，将非裂隙侧肌束向下内牵拉，裂隙侧肌束插入牵拉后形成的空隙，使用 5-0PDS 缝线，间断缝合，完成口轮匝肌的端 - 侧缝合

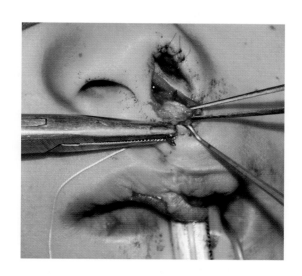

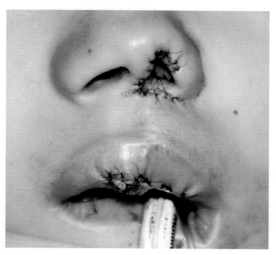

图 3-3-4-5 术后

三、注意事项

1. 为避免上提裂隙侧上唇后，裂隙侧鼻翼基脚上移。需沿裂隙侧鼻翼基脚做广泛的解剖，使在鼻翼基脚处的深部肌肉和表层皮肤不同步移动，以避免裂隙侧鼻翼基脚上移。

2. 术中使用不吸收缝线将裂隙侧肌束牢固固定于前鼻嵴的骨膜以及鼻底深面的骨膜1～2针，避免术后复发。

3. 若裂隙侧上缘肌肉较多，阻挡肌肉的上提，可以适当去除裂隙侧上缘的肌肉。

（王 龑）

第四章

双侧唇裂术后继发畸形整复术

Plastic surgery of secondary deformity of bilateral cleft lip

第一节　口哨畸形整复术
Correction of whistling lip deformity

一、适应证

1. 红唇正中凹陷，甚至唇珠缺如。
2. 侧唇肥厚。
3. 常伴人中过宽、过圆。
4. 双侧或一侧人中嵴瘢痕粗大。

二、手术方法及步骤

切除两侧人中嵴瘢痕或过宽的人中皮肤，将深层的口轮匝肌向内、向下旋转 90°，充填唇珠区。并将两侧侧唇的红唇口轮匝肌黏膜瓣向近中相向推进，形成丰满的唇珠。

手术步骤实例： 见图 3-4-1-1～图 3-4-1-5。

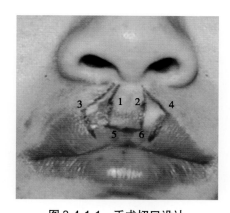

图 3-4-1-1　手术切口设计

以鼻小柱基部宽度作为人中宽度，在人中红白唇交界的白唇嵴上定前唇的唇峰点 1、点 2，以及侧唇唇峰点 3、点 4，并在前唇的干湿唇交界，定点 5、点 6

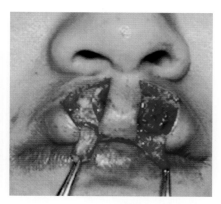

图 3-4-1-2　切除两侧人中嵴瘢痕

切除两侧人中嵴瘢痕及红唇内的白唇组织

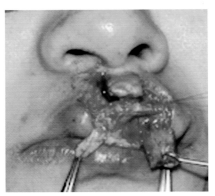

图 3-4-1-3　口轮匝肌瓣转移

沿前唇的干湿唇交界切开黏膜，将白唇深层的
口轮匝肌向内、向下旋转 90°，充填唇珠区

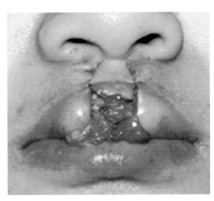

图 3-4-1-4　对位缝合

将前唇与侧唇唇峰点对位缝合，重建唇弓

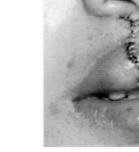

图 3-4-1-5　术毕

将两侧侧唇的红唇口轮匝肌黏膜瓣向近中相向
推进，两侧侧唇的肌黏膜瓣 Z 字成形缝合，形成
丰满的唇珠

典型病例：见图 3-4-1-6，图 3-4-1-7。

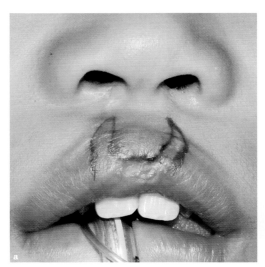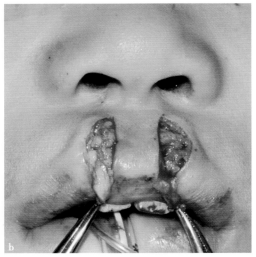

图 3-4-1-6

切除过宽人中以及唇峰瘢痕，并将红唇及其深部组织旋转 90°，充填唇珠

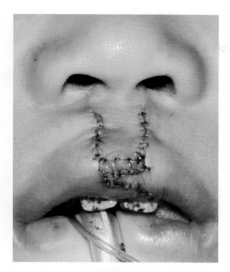

图 3-4-1-7　红唇黏膜旋转 90°，覆盖唇珠

三、注意事项

1. 侧唇与前唇的切口长度常常不等，应首先对齐唇峰点，逆行向上缝合，最后在最上端的鼻小柱基部剪去多余侧唇皮肤。

2. 前唇的干性红唇黏膜可不保留，但其前提条件是：两侧侧唇有足够的黏膜覆盖唇珠重建后的创面。

3. 完全利用两侧侧唇的肌黏膜瓣作为重建唇珠的表面，两侧肌黏膜瓣在中线的对位缝合，唇珠的形态更自然。

第二节　人中嵴（窝）重建术
Reconstruction of philtrum ridge

一、适应证

1. 人中窝宽大，呈椭圆形。
2. 人中窝中央隆起。
3. 人中嵴瘢痕粗大明显。
4. 无明显上唇过紧。

二、手术方法及步骤

1. 切除两侧人中嵴瘢痕或过宽的人中皮肤。经两侧切口入路，分别向内、向外在口轮匝肌的深面和浅面进行脱套式解剖。将侧唇口轮匝肌折叠后缝合，增加侧唇与前唇交界区（人中嵴）的组织厚度。

2. 利用两侧唇皮下组织与前唇皮下缝合，形成人中窝和人中嵴。

3. 在前唇口轮匝肌深面的中线区，切除部分黏膜下组织和肌肉组织，然后将浅层组织与前颌骨膜缝合，形成内陷的人中窝。

手术步骤实例：见图 3-4-2-1～图 3-4-2-5。

图 3-4-2-1　手术切口设计

切口设计：沿两侧上唇原有瘢痕，并以鼻小柱基部宽度作为人中上端宽度，模拟正常人中嵴的位置画线，形成上窄下宽的人中嵴形态

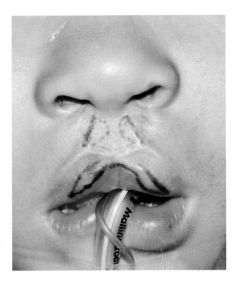

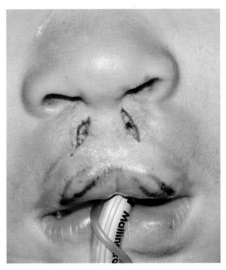

图 3-4-2-2　切除人中两侧瘢痕

切除人中两侧皮肤的瘢痕，保留皮下及深层组织

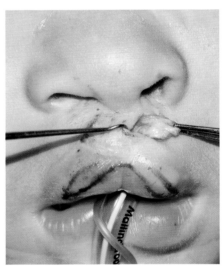

图 3-4-2-3　折叠侧唇

将侧唇深层组织折叠后缝合

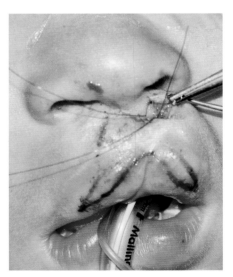

图 3-4-2-4　水平褥式缝合

将前唇与侧唇的口轮匝肌水平褥式缝合，形成隆起的人中嵴

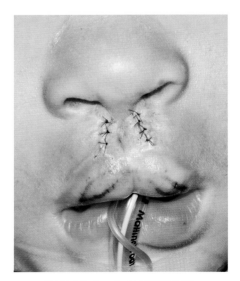

图 3-4-2-5　人中窝重建完毕

典型病例：见图 3-4-2-6～图 3-4-2-8。

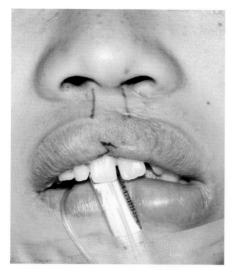

图 3-4-2-6　人中过宽，保留人中正常宽度，切除瘢痕

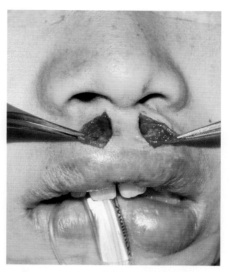

图 3-4-2-7　侧唇深层组织折叠缝合

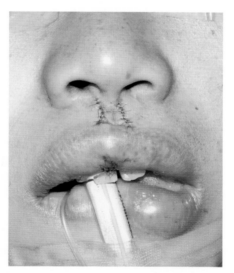

图 3-4-2-8　红唇下缘浅沟 Z 字成形术，消除浅沟

三、注意事项

1. 前唇与侧唇的深层组织水平褥式缝合时，进出针均应距切缘较远，确保水平褥式缝合收紧后，前唇与侧唇的皮肤切口能自然接触，并有富余，方能重建自然隆起的人中嵴。

2. 将人中浅层组织与前颌骨膜缝合时，进出针均应在中线上，否则，人中窝偏斜。

第三节　上唇过紧整复术
Correction of over tight upper lip

一、适应证

1. 双侧唇裂术后上唇过紧，下唇明显前突。

2. 前唇瘢痕严重，切除瘢痕后，上唇过紧。

3．前唇红唇口哨畸形严重，需下唇组织转移修复红唇缺损。

4．依从性好、忍耐力强的青少年（15岁以上）。

二、手术方法及步骤

切除前唇瘢痕，或沿上唇正中线全层切开，松解上唇后，正中遗留间隙由下唇同等厚度的组织瓣转移修复。根据成人的人中宽度和形态，在下唇切取全层组织瓣（Abbe瓣），重建上唇人中。

手术步骤实例：见图3-4-3-1～图3-4-3-7。

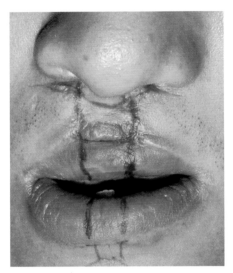

图 3-4-3-1　手术切口设计

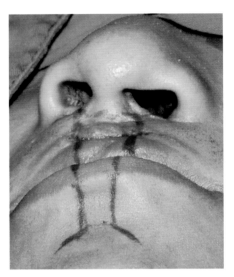

图 3-4-3-2　手术切口设计

切口设计：

1．上唇切口设计　在上唇两侧正常的白唇嵴上定唇峰点，原有瘢痕的上端近鼻小柱基部定点。

2．下唇 Abbe 瓣切口设计　在下唇正中白唇嵴定两点，两点的距离等于拟修复的上唇人中宽度（成人约 11mm），在下唇皮肤按拟修复的上唇人中形态，设计 Abbe 瓣。

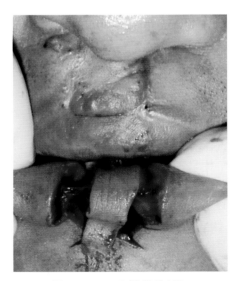

图 3-4-3-3　血管蒂的制备

包含下唇动脉的肌肉血管蒂制备，先解剖游离出双侧血管蒂，再保留一侧蒂

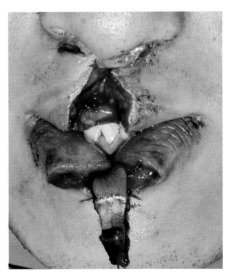

图 3-4-3-4　切除上唇瘢痕后

切除上唇粗大瘢痕和不规则的人中组织

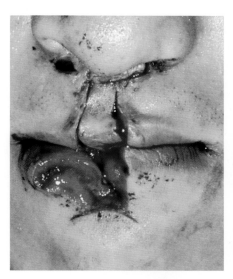

图 3-4-3-5　Abbe 瓣转移

将 Abbe 瓣旋转 180°，修复上唇缺损

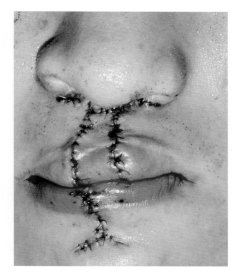

图 3-4-3-6　对位缝合

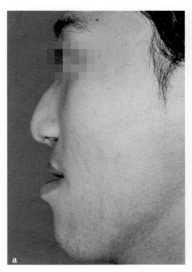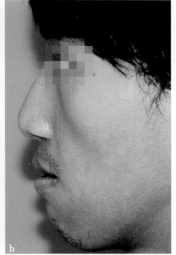

图 3-4-3-7　术前、术后侧面观

典型病例： 见图 3-4-3-8，图 3-4-3-9。

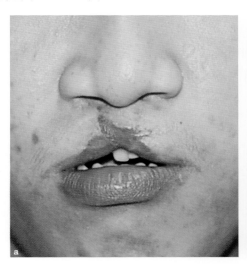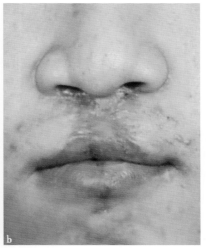

图 3-4-3-8　术前、术后正面观

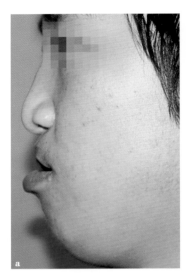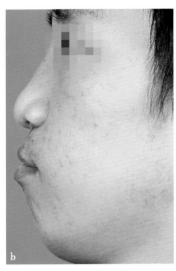

图 3-4-3-9   术前、术后侧面观

三、注意事项

1. 下唇动脉平行下唇,位于红唇黏膜与口轮匝肌交界处,平白唇嵴,靠近口腔黏膜,距红唇黏膜约 2~3mm。切取 Abbe 瓣时,在白唇嵴以下的皮肤可以放心全层切开,并从口腔侧黏膜穿出。而在红唇区的解剖,须小心。特别是切开口腔侧红唇黏膜时,深度勿超过 2mm。在制备包含下唇动脉的肌肉血管蒂时,可先解剖游离出一侧下唇动脉,建议暂不切断该动脉。牵拉该动脉可定位另一侧血管蒂的位置。用作 Abbe 瓣血管蒂的一侧,应保留包绕动脉的肌肉束,制备的肌肉血管蒂直径约为 2mm 左右较好。过粗,妨碍 Abbe 瓣的旋转就位;过细,瓣旋转折叠后,血管折叠,供血受阻;血管蒂过细,也不利于静脉回流。

2. Abbe 瓣转移至上唇后,先定点缝合数针,固定瓣的大致位置。缝合时先内后外,先下后上。先缝合 Abbe 瓣的口腔侧黏膜的远端 2~3 针,肌肉层 2~3 针,再准确对位缝合唇峰点。在此基础上,将 Abbe 瓣与两侧侧唇自下而上缝合。肌肉层缝合 2~3 针,可避免死腔和血肿形成,但肌层不宜缝合过密。

3. 蒂周不宜过紧缝合,以防止动脉受压供血不足,可以裸露部分黏膜,术后有明显渗血者,可局部压迫止血。

第四节   前唇过短整复术
Correction of shortened upper lip

一、适应证

双侧唇裂术后前唇过短,与侧唇长度差异明显。

二、手术方法及步骤

将人中皮肤从鼻小柱基部下方断离后下移至与侧唇唇峰平齐,重建唇弓;人中上份遗留创面由侧唇皮肤及深部组织推进填充。

手术步骤实例:见图 3-4-4-1~图 3-4-4-5。

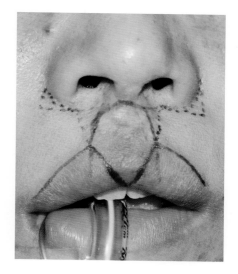

图 3-4-4-1　手术切口设计

切口设计：横向切口经鼻小柱基部下方，沿唇鼻交界区，向外绕过鼻翼基脚外侧。垂直向切口为人中嵴的瘢痕线边缘。经唇峰点转向内下。两侧切口交汇于红唇下缘中点

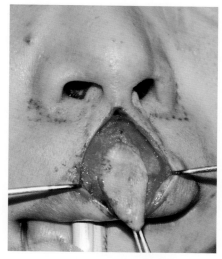

图 3-4-4-2　下移人中皮肤

将人中白唇皮肤从鼻小柱基部下方断离后下移

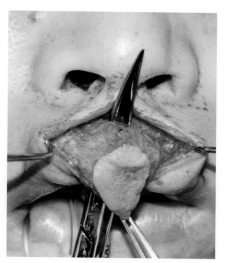

图 3-4-4-3　断离口轮匝肌

从鼻小柱基部下方前鼻嵴的骨膜上断离错位附着的口轮匝肌

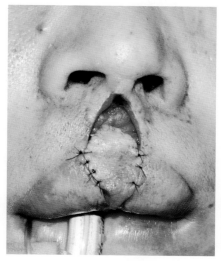

图 3-4-4-4　重建唇弓

下移人中至与侧唇唇峰平齐，重建唇弓

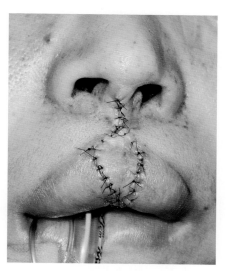

图 3-4-4-5　两侧侧唇向近中推进

两侧侧唇向中线相向推进，关闭人中上份创面（侧唇皮下潜行分离后可直接拉拢，故原设计的鼻唇交界处切口可省略）

典型病例: 见图 3-4-4-6~图 3-4-4-9。

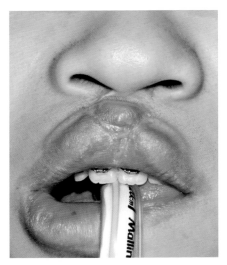

图 3-4-4-6　唇珠一分为三,唇弓断裂,白唇短

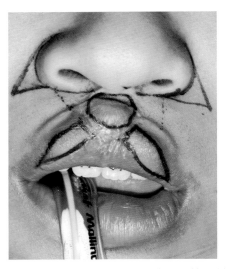

图 3-4-4-7　利用鼻唇沟组织向内下旋转,增加
人中上份组织

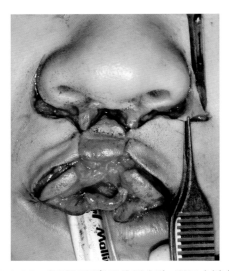

图 3-4-4-8　切除两侧鼻翼外侧皮肤,利于皮瓣内推

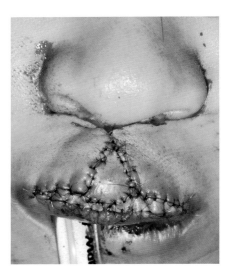

图 3-4-4-9　术毕

三、注意事项

1. 人中皮肤垂直向切口切开时仅切开皮肤、皮下及口轮匝肌浅层,保留侧唇部分口轮匝肌与人中组织相连,以保障人中皮瓣的血供。

2. 口轮匝肌上端从前鼻嵴上断离时,勿将口轮匝肌从前颌骨表面全部剥离,前颌是人中皮瓣的主要供血者。

3. 人中皮瓣周围切开和断离的程度,以皮瓣能下移至正常唇峰而不受阻碍为度,广泛断离需警惕人中皮瓣的血供不足,导致术后创口愈合不良,瘢痕粗大,甚至皮瓣坏死。

第五节　上唇过长整复术
Correction of over-lengthed upper lip

一、适应证

双侧唇裂术后一侧或两侧侧唇过长。

二、手术方法及步骤

上提一侧或两侧侧唇口轮匝肌，在鼻底下方切除部分侧唇口轮匝肌及其表面的多余皮肤。

手术步骤实例：见图 3-4-5-1～图 3-4-5-5。

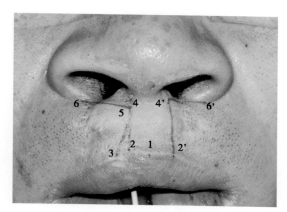

图 3-4-5-1　手术切口设计

切口设计：垂直向切口为两侧正常人中嵴的位置，形成上窄下宽的人中嵴形态。横向双切口沿较隐蔽唇鼻交界区，止于鼻翼基脚内侧

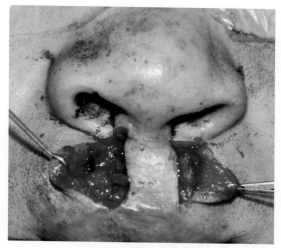

图 3-4-5-2　口轮匝肌脱套式解剖

沿人中嵴及唇鼻交界区全层切开口轮匝肌，并行口轮匝肌脱套式解剖

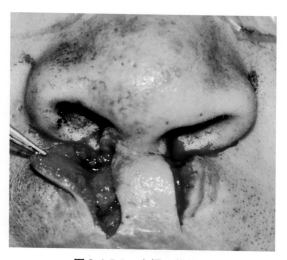

图 3-4-5-3　上提口轮匝肌

将侧唇口轮匝肌向上提，将两侧口轮匝肌缝合至前鼻嵴深面的骨膜上

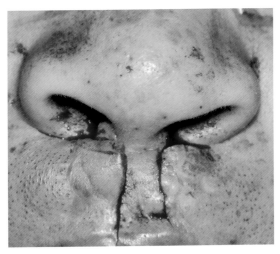

图 3-4-5-4 切除多余肌肉及皮肤
横向切除两边侧唇口轮匝肌上端多余组织及表面皮肤

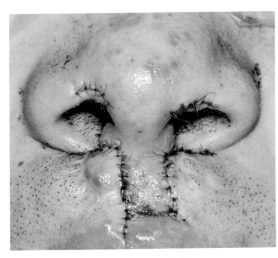

图 3-4-5-5 术毕
经两侧鼻翼内角的 Tajima 切口，行两侧鼻翼软骨相对缝合，矫正下坠的鼻翼内角

典型病例：见图 3-4-5-6～图 3-4-5-10。

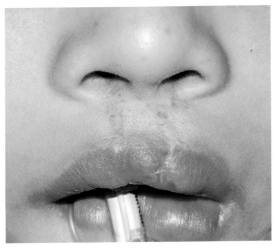

图 3-4-5-6 畸形特点：人中嵴瘢痕较明显，左侧侧唇过长，唇珠浅沟，轻度口哨畸形

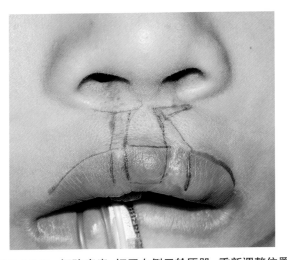

图 3-4-5-7 切除瘢痕，切开左侧口轮匝肌，重新调整位置

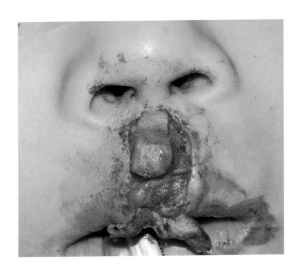

图 3-4-5-8 将人中嵴瘢痕深部组织旋转 90°至唇珠处，上提口轮匝肌，缝合固定在鼻前嵴处

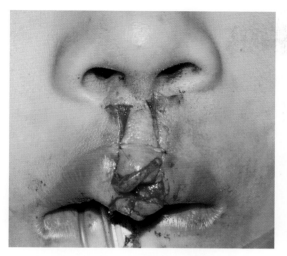

图 3-4-5-9　切除白唇多余皮肤,唇峰对齐

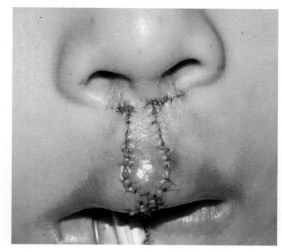

图 3-4-5-10　术毕

三、注意事项

1. 双侧侧唇口轮匝肌上提的程度要相同,否则,易导致双侧唇弓高度的不对称。
2. 口轮匝肌上提后,内上端缝合固定于深面的前颌骨骨膜。

第六节　腭侧入路牙槽突裂整复术
Repair of alveolar cleft with bone graft

　　上唇过紧有时因唇腭裂伴牙槽突裂引起。由于上颌发育不良,上唇位置后移严重,此时按上唇过紧进行唇部的手术效果很差,往往需要先行牙槽骨植骨,随后正畸修复甚至做正颌手术。

一、适应证

1. 裂隙类型:线性裂隙(裂隙宽度 < 5mm)。
2. 腭侧切牙孔处无大面积瘘孔。
3. 裂隙内黏膜完整,裂隙内无异位萌出牙齿。

二、手术方法及关键点

　　1. 腭侧切口　先沿牙槽突腭侧裂隙两侧作切口,再从腭侧裂隙牙槽嵴顶沿两侧龈乳头作水平切口,在裂隙两侧形成两个蒂在后的腭瓣 P 瓣(图 3-4-6-1A)。如果腭侧裂隙较宽,腭侧裂隙缘切口线可适当向唇侧上移,以确保腭部裂隙能够关闭。

　　2. 唇侧切口　沿裂隙牙槽突裂两端唇侧附着龈向两侧作水平切开约 2 个牙位,近中端切口线至患侧中切牙的远中,原则上不超过唇系带,保留牙龈乳头,并将唇侧切口与腭侧切口在牙槽突顶联通(图 3-4-6-1A)。

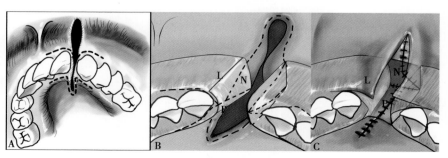

图 3-4-6-1　切口设计示意图

3.裂隙内切口　在牙槽突裂隙断端侧壁,作自前下至后上的切开,形成两个蒂在后的裂隙鼻腔瓣N瓣,同时剩余的组织外翻至唇侧形成唇瓣L瓣(图3-4-6-1B)。

4.创面的关闭　首先远中端鼻腔瓣以鼻底平面为转轴向上翻转90度并与腭瓣垂直缝合,近中端的鼻腔瓣与远中端鼻腔瓣缝合。然后关闭腭瓣,最后关闭唇侧裂隙(图3-4-6-1C)。

手术步骤实例:见图3-4-6-2～图3-4-6-10。

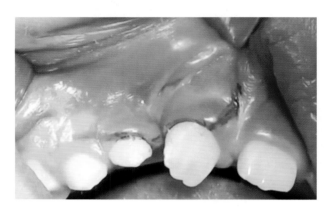
图3-4-6-2　唇侧切口设计

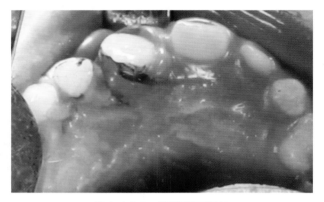
图3-4-6-3　腭侧切口设计

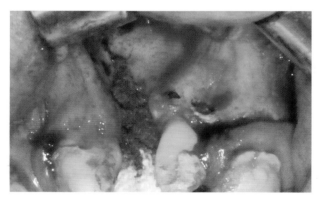
图3-4-6-4　暴露植骨床

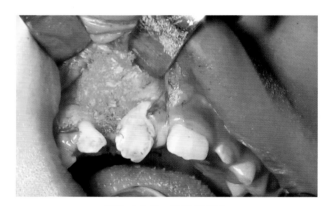
图3-4-6-5　骨松质植入
骨松质植入时尽量不要在牙长轴方向施力

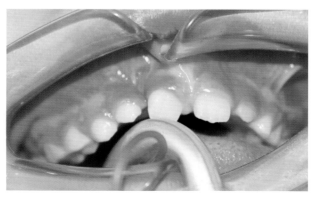
图3-4-6-6　术前

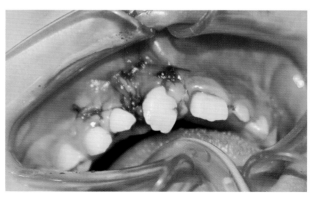
图3-4-6-7　术后

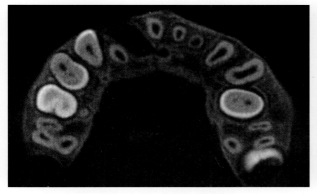

图 3-4-6-8 术前 CBCT

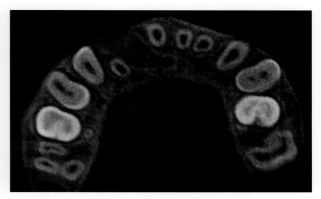

图 3-4-6-9 术后 CBCT

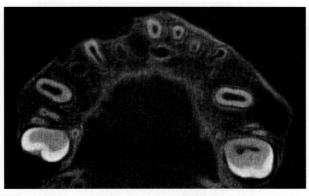

图 3-4-6-10 术后 1 年 CBCT

三、注意事项

1. 腭侧入路切口线应从牙槽嵴顶端延伸至腭侧裂隙的末端,确保腭部裂隙的完全关闭,而 N 瓣的转折点并不是腭部裂隙的最末端点。

2. 关闭牙槽突裂隙,制备植骨床应遵循下列顺序:腭部裂隙的腭侧裂隙 - 鼻底平面的关闭 - 腭部裂隙的牙槽突裂隙 - 唇侧裂隙。从而避免鼻底平面关闭不全引起的植入的骨松质外漏,感染等并发症。

3. 放置骨松质时应尽量挤压向两侧的骨断端,注意避免垂直向挤压,防止骨松质外漏。

4. 骨松质的充填量尽量平齐两侧骨断端的唇侧平面,尽量避免严重超填,增加唇部黏膜张力。

5. 如患者为双侧牙槽突裂,前颌骨的唇侧切口尽量不要破坏唇系带,保证两侧植骨床的独立性。

（郑 谦 杨 超）

第五章

单侧唇裂鼻畸形的二期整复
Correction of secondary nasal deformity of unilateral cleft lip

第一节 鼻翼软骨内固定术
Internal fixation of nasal alar cartilage

一、适应证

1. 15 周岁以上，单侧唇裂术后鼻翼轻度塌陷。
2. 2～15 周岁，单侧唇裂术后鼻翼塌陷。

二、手术方法及步骤

沿裂隙侧鼻底 - 鼻小柱 - 鼻翼皮肤作 C 形切口，使裂隙侧鼻孔缘能够整体向上向外旋转。解剖分离裂隙侧鼻翼软骨与鼻翼皮肤的附丽，将裂隙侧鼻翼软骨缝合固定于上外侧软骨。

手术步骤实例：见图 3-5-1-1～图 3-5-1-5。

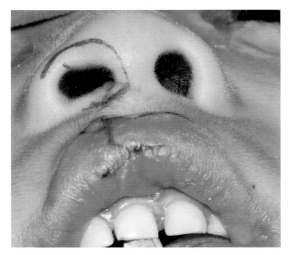

图 3-5-1-1 鼻翼 - 鼻小柱 - 鼻底 C 形切口

从裂隙侧鼻翼缘作弧形切口，切口近中沿鼻小柱中线至鼻小柱基部后向裂隙侧鼻底延伸，视裂隙侧鼻底宽度和鼻小柱延长量决定裂隙侧鼻底水平切口长度，形成类 C 形皮肤切口

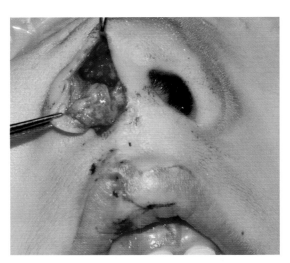

图 3-5-1-2 解剖暴露鼻翼软骨

切开皮肤和皮下组织后，在鼻翼软骨浅面翻起覆盖鼻底、鼻小柱和鼻翼的皮肤层，完整暴露裂隙侧鼻翼软骨内、外侧脚，分离或切开鼻翼软骨上缘与鼻上外侧软骨下缘的连接，视情况（如裂隙侧鼻翼软骨过宽）切除 2～3mm 软骨组织，使鼻翼软骨的宽度保持在 8～10mm，同时剔除鼻翼软骨周围的结缔组织等

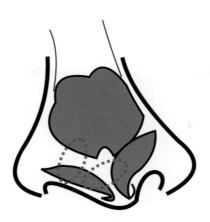

图 3-5-1-3　将鼻翼软骨固定于上外侧软骨

将患侧鼻翼软骨充分游离后,将鼻翼软骨外侧脚的中外 1/3 与同侧鼻上外侧软骨牢固缝合,再将鼻翼软骨内侧脚上端与对侧鼻翼软骨内侧脚缝合,注意此处不一定是缝合在患侧软骨内侧脚的最高端

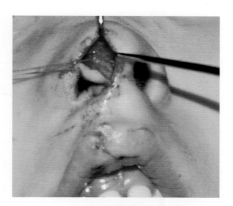

图 3-5-1-4　收拢外展鼻翼基脚,缝合切口

根据患侧鼻翼基部外展和下吊的程度,可将患侧鼻翼基部深面的肌肉与前鼻嵴的骨膜相缝合,以收拢和上提患侧鼻翼基部。缝合后如有皮肤、皮下组织堆积,可自鼻小柱基部切口沿患侧人中嵴方向适当延长皮肤切口,去除多余皮肤皮下组织,分层缝合。可通过鼻腔黏膜 - 皮肤的贯穿缝合以消除鼻黏膜的凸起

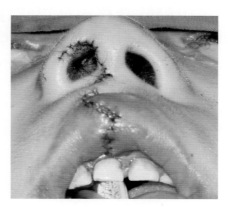

图 3-5-1-5　术毕

典型病例: 见图 3-5-1-6～图 3-5-1-8。

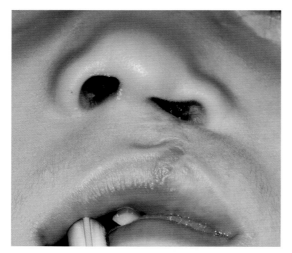

图 3-5-1-6　左唇裂术后鼻翼塌陷

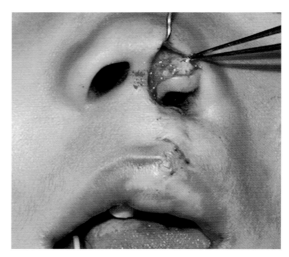

图 3-5-1-7　解剖鼻翼软骨

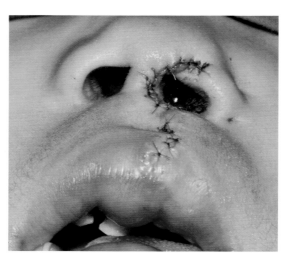

图 3-5-1-8　术毕

三、注意事项:

需将裂隙侧鼻翼软骨充分解剖,并牢固固定于同侧上外侧软骨的较高位置。

第二节　鼻中隔软骨移植鼻翼软骨重建术
Reconstruction of alar cartilage defect

一、适应证

1. 15 周岁以上,单侧唇裂术后鼻翼中重度塌陷。
2. 鼻翼软骨内固定术后依然存在鼻翼塌陷。

二、手术方法及步骤

解剖松解裂隙侧鼻翼软骨,切取部分中隔软骨塑形成软骨条,一端固定于鼻小柱深面的中隔软骨,跨越整个裂隙侧鼻穹隆,重建裂隙侧鼻翼软骨,利用中隔软骨的自然弹性,辅以缝合悬吊,恢复鼻翼形态。

手术步骤实例：见图 3-5-2-1～图 3-5-2-7。

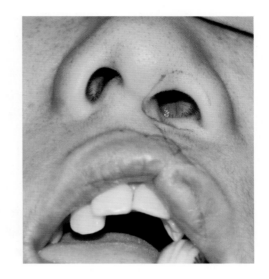

图 3-5-2-1　鼻翼 - 鼻小柱 - 鼻底 C 形切口
从裂隙侧鼻翼缘作弧形切口，切口近中沿鼻小柱中线至鼻
小柱基部后向裂隙侧鼻底延伸，视裂隙侧鼻底宽度和鼻小
柱延长量决定裂隙侧鼻底水平切口长度。形成类 C 形皮肤
切口

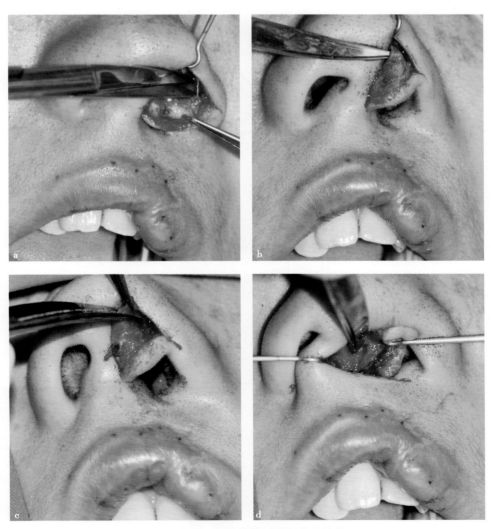

图 3-5-2-2　解剖修整裂隙侧鼻翼软骨
按画线切开皮肤和皮下组织后，在鼻翼软骨浅面翻起覆盖鼻底、鼻小柱和鼻翼的皮肤层，完整暴露裂隙侧
鼻翼软骨内、外侧脚，分离或切开鼻翼软骨上缘与鼻上外侧软骨下缘的连接，视情况（如裂隙侧鼻翼软骨
过宽）切除 2～3mm 软骨组织，使鼻翼软骨的宽度保持在 8～10mm，同时剔除鼻翼软骨周围的结缔组织等

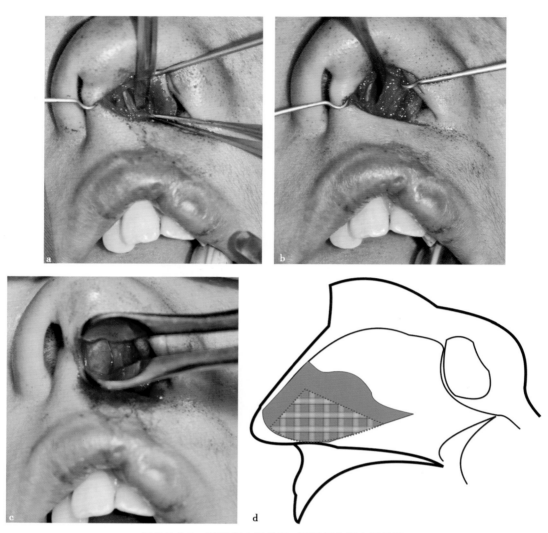

图 3-5-2-3 暴露鼻中隔软骨,切取部分鼻中隔软骨

将裂隙侧鼻翼软骨的内侧脚和裂隙侧鼻上外侧软骨从鼻中隔软骨上分离,在前鼻嵴处做一切口,用剥离子从鼻中隔一侧分离软骨膜下平面,保证进入软骨膜下间隙。软骨膜下分离应超过整个软骨表面,在软骨性鼻中隔和骨性鼻中隔连接处分离会稍困难,不要穿破黏膜软骨膜瓣。一直向下向后分离超过后面的犁骨。保持鼻中隔前份及上份至少 7mm 的 L 型支架,切取前鼻嵴、犁骨、筛骨垂直板与 L 型支架之间的鼻中隔软骨

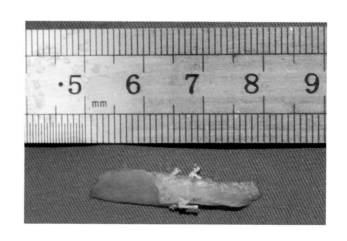

图 3-5-2-4 鼻中隔软骨成形

将取出的鼻中隔软骨切成宽约 5mm 长条,首尾相连,形成长条状

中国人中隔软骨的长度常显不足,但宽度尚可,可以将取下之中隔软骨平分 2～3 段后,首尾相连,缝合形成一完整的长条状软骨,长度约 4cm,但避免在软骨上划痕或做切口

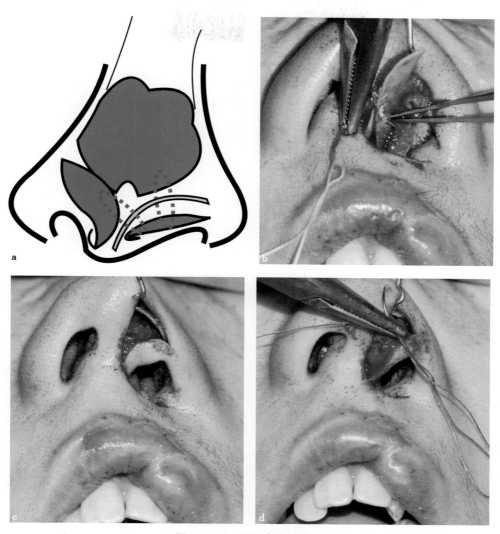

图 3-5-2-5　植入鼻中隔软骨

将该条软骨植入先前形成的鼻翼腔中，即从鼻小柱基部通过全部鼻小柱后弯曲至裂隙侧鼻翼基部，利用鼻翼软骨特有的弹性恢复裂隙侧鼻翼的自然形态。软骨条底端同裂隙侧前鼻嵴或鼻中隔软骨 L 型支架的短臂缝合固定，跨越整个裂隙侧鼻穹隆，并将植入软骨与原有鼻翼软骨缝合 1～2 针固位，将两侧鼻翼软骨内侧脚在新的位置与植入软骨缝合固定。将软骨条末端与上方的上外侧软骨缝合固定。对鼻中隔偏曲的裂隙侧，还需在植入软骨之前，将 L 形中隔软骨下端从两侧前鼻嵴之间游离至裂隙侧前鼻嵴表面或侧方，以矫正其偏曲

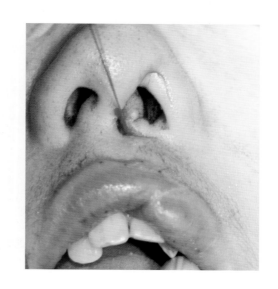

图 3-5-2-6　收拢裂隙侧鼻底

在软骨就位后的新的位置上缝合皮肤层，并视具体情况修整鼻翼缘多余的皮肤组织。根据裂隙侧鼻翼基部外展和下吊的程度，可将裂隙侧鼻翼基部深面的肌肉与前鼻嵴的骨膜相缝合，以收拢和上提裂隙侧鼻翼基部

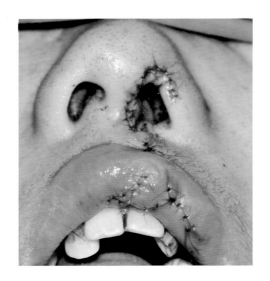

图 3-5-2-7 缝合皮肤

缝合后如有皮肤、皮下组织堆积,可自鼻小柱基部切口沿裂隙侧人中嵴方向适当延长皮肤切口,去除多余皮肤皮下组织,分层缝合。可通过鼻腔黏膜 - 皮肤的贯穿缝合以消除鼻黏膜的凸起

典型病例:见图 3-5-2-8～图 3-5-2-10。

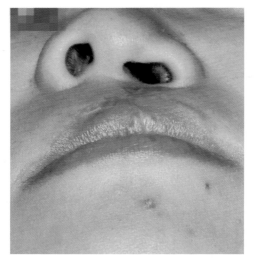

图 3-5-2-8 术前形态

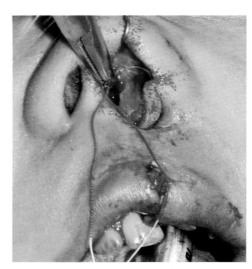

图 3-5-2-9 植入鼻中隔软骨条

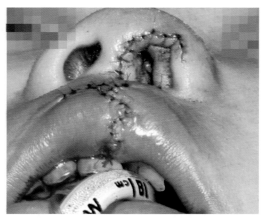

图 3-5-2-10 术后形态

三、注意事项

1. 保留鼻中隔 L 型支架，避免造成鞍鼻畸形。

2. 切取下来的鼻中隔软骨一般平行犁骨缘分为两块，靠近犁骨一侧硬度较大，可用来作为软骨条的近中部分，支撑鼻小柱，远离犁骨一侧弹性好，用来重建鼻翼软骨。

第三节　鼻孔过小畸形矫正术
Correction of small nostril deformities

一、耳廓复合组织瓣移植法

（一）适应证

15 周岁以上，单侧唇裂术后鼻孔过小甚至闭锁。

（二）手术方法及步骤

选择原有瘢痕处或鼻翼基脚等隐蔽位置将过小鼻孔鼻翼的皮肤、皮下软骨、黏膜全层切开，将鼻翼扩大至和对侧同样大小，产生的组织缺损由耳廓复合组织瓣移植修复。

手术步骤实例：见图 3-5-3-1～图 3-5-3-8。

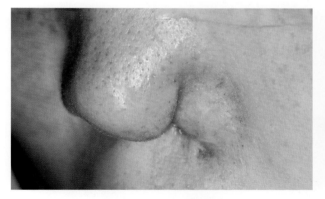

图 3-5-3-1　术前鼻形态

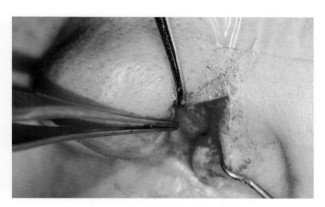

图 3-5-3-2　沿鼻翼原瘢痕全层切开

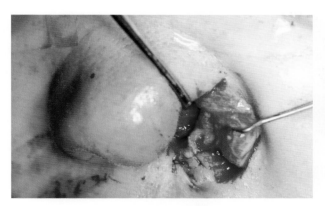

图 3-5-3-3　沿鼻翼基脚切开，将鼻孔复位至正常大小

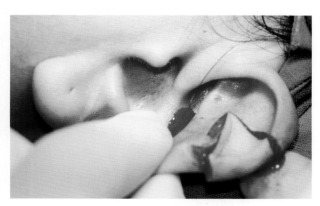

图 3-5-3-4　切取耳廓组织瓣

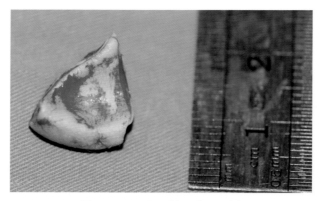

图 3-5-3-5 取下的耳廓组织瓣

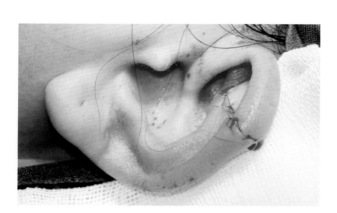

图 3-5-3-6 对位缝合耳廓创口

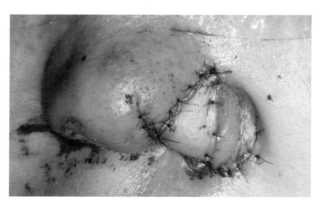

图 3-5-3-7 耳廓复合组织瓣植入缺损区

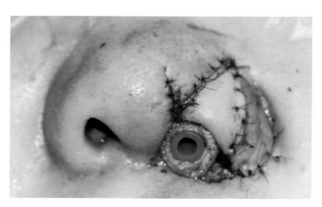

图 3-5-3-8 术后鼻外形

（三）注意事项

1. 术中可用艾力克纱条填塞鼻腔，减少创口污染，术后局部可适当冷敷，以减少移植瓣代谢，利于存活。术后可给予鼻模填塞鼻孔 1 年，对抗组织收缩。

2. 一期移植主要增加软组织量，余留畸形可二期整复。

二、鼻翼成型术

（一）适应证

单侧唇裂术后一侧鼻孔过小，伴有鼻翼塌陷。

（二）手术方法及步骤

通过裂隙侧鼻翼软骨的复位固定或鼻翼软骨的重建，使裂隙侧鼻翼恢复正常的突度，起到扩大鼻孔外径的效果，鼻翼缘做角形切口，将鼻穹隆内侧脚的皮肤转入鼻腔内侧，鼻翼缘皮肤滑行填补内侧脚皮肤移动后的缺损，起到扩大鼻孔内径的效果。

手术步骤实例：见图 3-5-3-9～图 3-5-3-14。

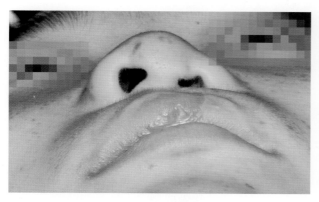

图 3-5-3-9　术前形态

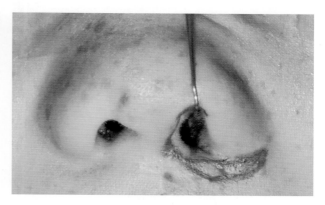

图 3-5-3-10　切口设计
围绕鼻翼 - 鼻小柱 - 鼻底做 C 形切口

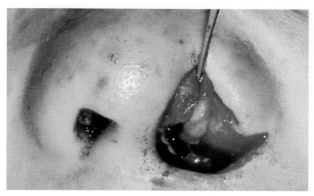

图 3-5-3-11　取中隔软骨
切开皮肤，解剖鼻翼软骨，暴露鼻中隔软骨，切取中隔软骨

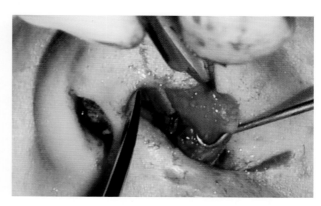

图 3-5-3-12　植入软骨
将鼻中隔软骨条植入，重建裂隙侧鼻小柱和鼻翼软骨

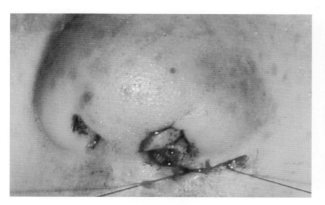

图 3-5-3-13　鼻翼基脚复位至正常位置

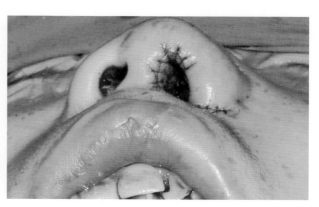

图 3-5-3-14　术后外形

典型病例：见图 3-5-3-15，图 3-5-3-16。

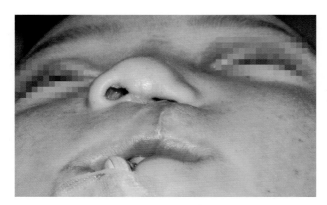

图 3-5-3-15　术前鼻形态

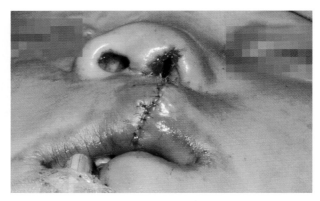

图 3-5-3-16　术后鼻形态

三、注意事项

可根据患者年龄及鼻翼塌陷程度决定采用鼻翼软骨内固定法或鼻翼软骨成型术来恢复裂隙侧鼻翼的突度。

（王　龑）

第六章

双侧唇裂鼻畸形的二期整复
Correction of secondary nasal deformity of bilateral cleft lip

第一节　鼻小柱延长术
Lengthening of nasal columella

一、适应证

1. 鼻小柱短、鼻尖低平，上唇形态良好。
2. 人中过宽，但人中长度合适。
3. 生长发育中的儿童（15岁以下），暂不能耐受上唇皮瓣延长鼻小柱下唇Abbe瓣转移联合整复者。

二、手术方法及步骤

沿鼻底鼻小柱做倒V形切口，将鼻底组织向鼻尖推进，通过V-Y延长鼻小柱，同时可抬高鼻尖，内收两侧鼻翼脚。

手术步骤实例：见图3-6-1-1～图3-6-1-4。

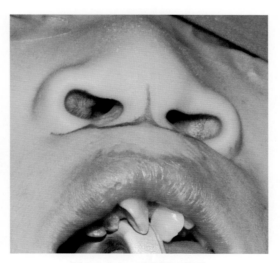

图3-6-1-1　手术切口设计
自鼻翼外侧脚附近，沿鼻孔与上唇交界，切口水平向内至鼻小柱基底，接近鼻小柱中线时转向鼻尖，双侧切口在鼻小柱基底稍上方汇合，并沿鼻小柱中线向鼻尖方向切开少许

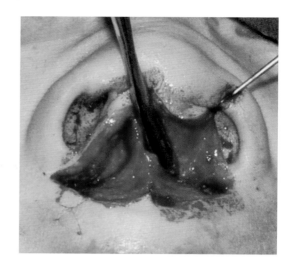

图 3-6-1-2 掀起鼻底组织瓣
沿画线切开鼻小柱、鼻底，掀起鼻底、鼻小柱旁的组织瓣，并彻底松解鼻翼基部

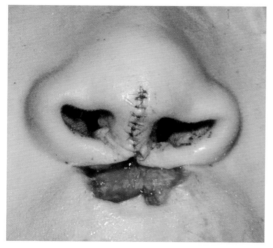

图 3-6-1-3 内收鼻翼基脚，延长鼻小柱
将鼻底的组织瓣向内上方推进至尽可能高的位置后，在中线对位缝合

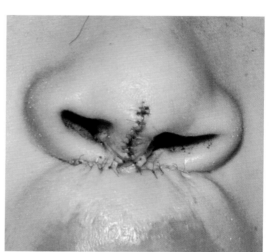

图 3-6-1-4 术毕
白唇创面拉拢缝合

典型病例一：见图 3-6-1-5。

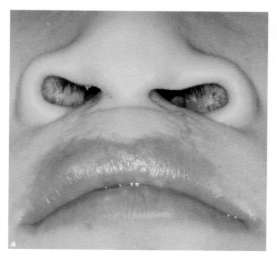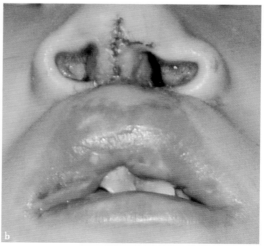

图 3-6-1-5 手术前后的对比
a. 术前   b. 术后

典型病例二：见图 3-6-1-6。

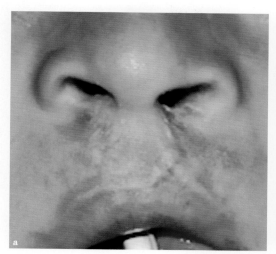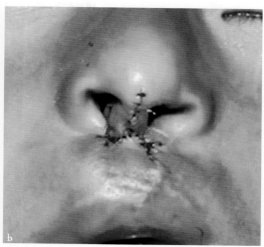

图 3-6-1-6　手术前后的对比
a. 术前　b. 术后

三、注意事项

1. 将鼻底组织从梨状孔及前颌骨骨面彻底松解，必要时可行鼻腔前庭黏膜的平行切口，是有效延长鼻小柱、内收鼻翼基脚，防止复发的重要补充手段。

2. 鼻底组织推进延长鼻小柱，两侧鼻翼基脚内收后，常常造成白唇横向切口的皮肤堆积，可沿原瘢痕 V 形切除堆积的组织。

3. 内收鼻翼基脚时，用非吸收性的缝线，将两侧鼻翼基脚的深层组织在中线对位缝合，缝合的部位需视两侧鼻翼基部向中线内收的量而定，内收后两侧鼻翼基脚的距离，应与患者本人的眼裂宽度相等。

第二节　肋软骨移植鼻尖重建术
Reconstruction of nasal tip

一、适应证

1. 重度的鼻小柱短小、鼻尖低平。
2. 鼻翼软骨发育差，皮肤软组织肥厚。
3. 鼻梁塌陷。
4. 15 周岁以上，生长发育高峰期已过。

二、手术方法及步骤

切取患者本人的第八肋软骨的较直的一段，用手术刀切削塑形，根据需抬高的鼻尖位置和鼻梁高度，制作长度和粗细适度的人工鼻小柱，雕刻好人工鼻梁，按隆鼻术的技术方法制备鼻背隧道，将鼻底组织及白唇组织向鼻尖推进，可延长鼻小柱，同时抬高鼻尖。将人工鼻梁置入鼻背隧道，将人工鼻小柱置于鼻中隔前缘，人工鼻梁下端置于人工鼻小柱的顶端，根据鼻尖位置，修正人工鼻小柱长度和人工鼻梁后，用非吸收的丝线或尼龙线将连接处缝合固定，人工鼻小柱与鼻中隔前缘固定，白唇皮肤包裹人工鼻小柱，对位缝合。

手术步骤实例：见图 3-6-2-1～图 3-6-2-8。

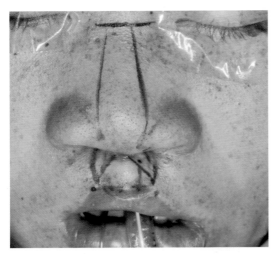

图 3-6-2-1　人工鼻梁的位置及手术切口设计

根据受术者鼻部和面部情况，确定植入体的形状、长度、宽度。切除白唇瘢痕，用于鼻小柱延长

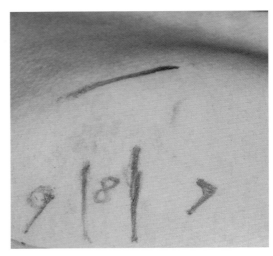

图 3-6-2-2　肋软骨定位

切取软骨以患者本人的左第 7、8、9 肋的软骨均可，以第 8 肋软骨尤佳，切取长而直的软骨较容易

图 3-6-2-3　切开、松解

沿画线切开，掀起白唇瘢痕及鼻小柱旁的组织瓣，将鼻尖上抬至尽可能高的位置，显露鼻中隔前缘，并经鼻中隔上缘制备鼻背隧道

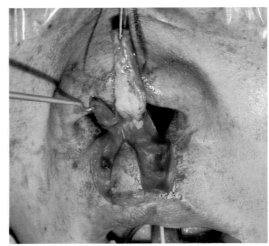

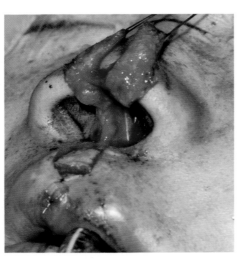

图 3-6-2-4　内收鼻翼基脚，对齐唇峰

左右侧唇贯穿缝合，收紧缝线，至侧唇与人中瓣密合，唇峰对齐

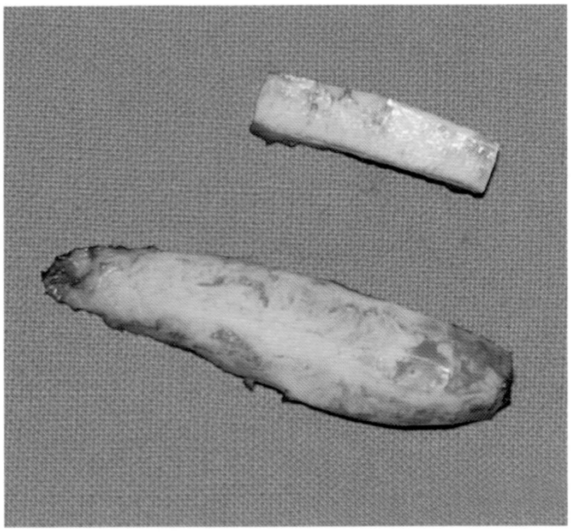

图 3-6-2-5　制备人工鼻小柱及人工鼻梁

人工鼻小柱的上端平整，便于与人工鼻梁内侧面贴合

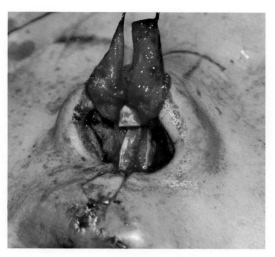

3-6-2-6 人工鼻梁及人工鼻小柱置入

将人工鼻梁置入鼻背隧道,将人工鼻小柱置于鼻中隔前缘,
人工鼻梁下端置于人工鼻小柱的顶端,用非吸收的丝线或
尼龙线将连接处缝合固定,人工鼻小柱与鼻中隔前缘固定

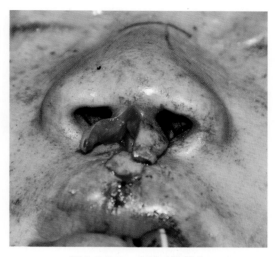

图 3-6-2-7 皮瓣对位缝合

白唇皮瓣向鼻小柱移行,包裹人工鼻小柱,对位缝合

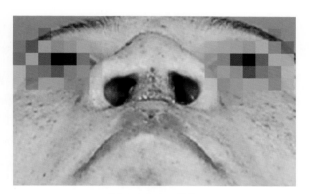

图 3-6-2-8 术毕

鼻小柱延长,鼻尖抬高

三、注意事项

1. 人工鼻梁的制备　肋软骨与拟植入的人工鼻梁,形态差异极大,必须进行雕刻成形。人工鼻梁的大小、长短、高度和曲线,必须与受术者面部和谐。成形后必须表面光滑、不可有边刃、棱角。

2. 鼻背隧道的制备　在手指导引下,用鼻骨剥离器沿骨膜下分离,向上潜行分离到鼻根部,向左右分离的范围要略大于鼻骨支架。用鼻骨膜剥离器分离开鼻前致密组织层下方的狭长间隙,决不可过浅至皮下层。

3. 鼻尖位置　抬高后的鼻尖位置不宜过高,否则,张力过大;鼻尖形态不宜过尖,否则,应力过分集中,手术后植入体将穿破应力集中区,植入体暴露而失败。

4. 鼻尖成形　将人工鼻小柱置于鼻中隔前缘,人工鼻梁下端置于人工鼻小柱的顶端,人工鼻梁下端的形态决定整复后的鼻尖形态。

5. 鼻小柱固定　人工鼻小柱下端置于鼻前棘时,应预先行鼻前棘表面的潜行分离,形成一个软组织袋,人工鼻小柱下端置入袋内,有利于人工鼻小柱的稳定。也可以将下端与鼻前棘周围的黏骨膜缝合固定;人工鼻小柱中段与鼻中隔前缘缝合固定;人工鼻小柱的顶端与人工鼻梁下端固定。

（郑　谦）

第七章

面裂整复术

Plastic surgery of facial cleft

第一节　面横裂整复术
Plastic surgery of horizontal facial cleft

一、适应证

单侧或双侧面横裂。

二、手术方法及步骤

手术一般在出生 3 个月就可以进行，确定上唇口角点可通过以下方法：①新的口角点到唇峰的距离等于非裂隙侧唇峰至口角距离；②眼裂内三分之一垂线与上唇的交点；③红唇颜色形态明显变化的分界点。确定下唇口角点可通过以下方法：①通过下唇系带做垂直于下唇点直线，两侧下唇口角点到该直线到距离相等；②下唇口角之间的距离等于上唇唇峰口角距的两倍；③红唇颜色形态明显变化的分界点。在上唇口角点远中形成长约 5mm，宽约 4mm 的红唇黏膜瓣，插入下唇口角点近中的相应位置，通过红唇黏膜瓣在口角位置的卷曲形成口角，避免在口角的位置有上下红唇黏膜的缝合，这是因为上下唇黏膜的缝合如果恰好位于口角，术后张口运动可能造成缝合口的裂开，导致口角外移。同时还应将裂隙两侧的口轮匝肌解剖重建。在皮肤行适当的三角瓣交叉，可形成上翘的口角形态，同时避免直线瘢痕收缩（图 3-7-1-1～图 3-7-1-3）。

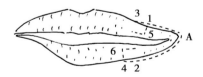

图 3-7-1-1　切口示意图

点 3 为上唇口角点，点 2 为下唇口角点，点 1 位于点 3 外侧 5mm 的红唇皮肤交界处，点 4 位于点 2 内侧 5mm 的红唇皮肤交界处，从点 1 向红唇缘做长约 4mm 线段 15，从点 4 向红唇缘做长约 4mm 线段 46。从点 3、点 4 沿红白唇交界向裂隙末端点 A 连线

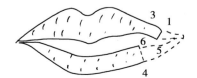

图 3-7-1-2　切开示意图

可见在上唇形成了矩形黏膜瓣，将来点 1 与点 4 缝合，使黏膜瓣在点 3 的位置折叠，形成口角的形态

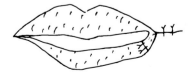

图 3-7-1-3　术后示意图

上唇矩形瓣插入下唇，矩形瓣折叠形成口角，保持口角处黏膜的完整性

手术步骤实例：见图 3-7-1-4～图 3-7-1-9。

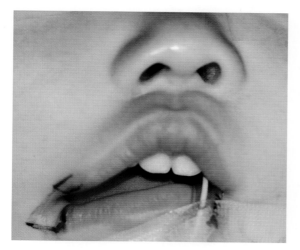

图 3-7-1-4　切口设计

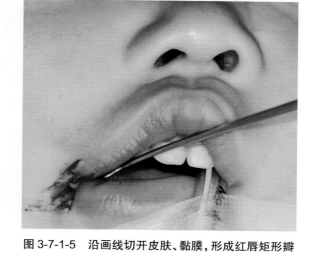

图 3-7-1-5　沿画线切开皮肤、黏膜，形成红唇矩形瓣

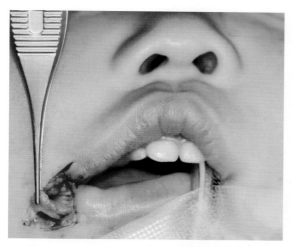

图 3-7-1-6　解剖裂隙上下口轮匝肌，对位缝合

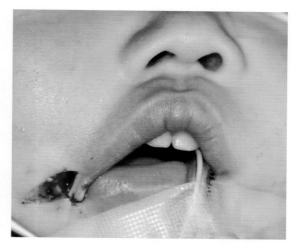

图 3-7-1-7　上唇黏膜瓣转到下唇

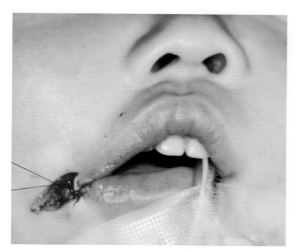

图 3-7-1-8　黏膜下固定

将黏膜瓣口角处的黏膜下组织缝合固定一针，突显口角形态

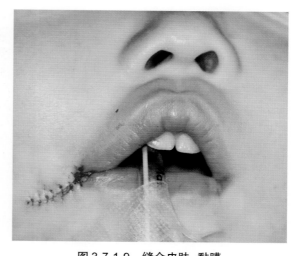

图 3-7-1-9　缝合皮肤、黏膜

此病例裂隙短，皮肤直线缝合即可。一般皮肤切口 1cm 内可以直线缝合，超过 1cm 则行 Z 字交叉缝合

典型病例一：见图 3-7-1-10。

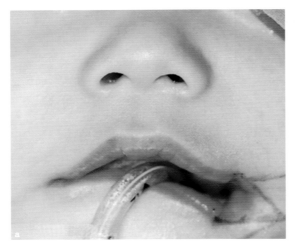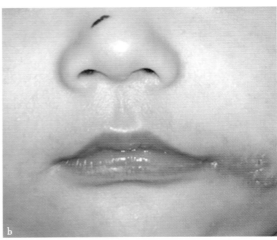

图 3-7-1-10　手术前后
a. 手术前设计　b. 手术后

典型病例二：见图 3-7-1-11。

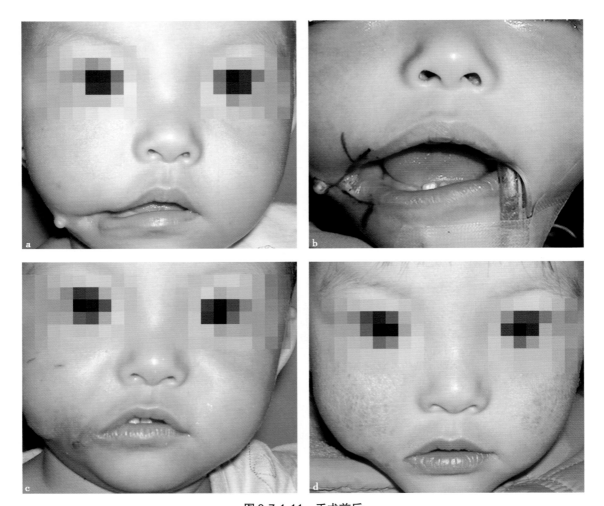

图 3-7-1-11　手术前后
a. 术前外形　b. 手术设计　c. 术后外形　d. 术后 2 年

三、注意事项

由于麻醉插管会导致上下唇牵拉变形，可以在术前患者安静时，确定口角标志点，如果患者不配合，尽量在固定气管插管之前进行口角标志点的测量确定，以减少组织变形造成的测量偏差。

第二节　面正中裂整复术
Plastic surgery of median facial cleft

一、适应证

面部正中裂，鼻唇部为主。

二、手术方法及步骤

手术切除两个鼻翼之间的过多组织，形成正常宽度的鼻翼，分层缝合黏膜、肌肉及皮肤层，在皮肤层做适当的三角交叉瓣，红唇的整复与唇裂红唇的整复类似，采用三角瓣修复重建红唇（图3-7-2-1～图3-7-2-4）。

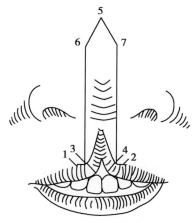

图3-7-2-1　手术示意图

图示点1为右侧唇峰点，点2为左侧唇峰点，点3位于点1近中红白唇交界处，距离点1约3mm，点4位于点2近中红白唇交界处，距离点2约3mm。点5位于鼻根部正中，点6、点7分别位于点5的下外侧，点6、点7的距离等于两侧鼻翼最外点连线的宽度减去内眦连线的宽度，连接点5-6-3，点5-7-4

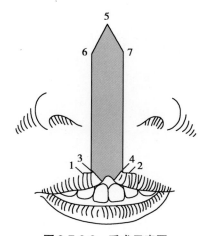

图3-7-2-2　手术示意图

切除鼻部多余皮肤、裂隙周围多余黏膜及皮肤

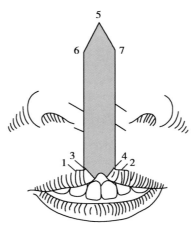

图 3-7-2-3 手术示意图

鼻部皮肤设计 Z 字交叉切口,防止直线瘢痕收缩,右侧鼻底横
行切口,以内收鼻孔,红唇设计三角瓣,形成丰满唇珠形态

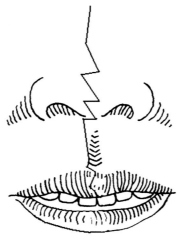

图 3-7-2-4 术后示意图

手术步骤实例:见图 3-7-2-5～图 3-7-2-8。

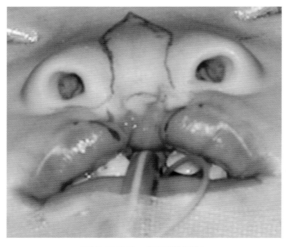

图 3-7-2-5 切口线设计

患者为正中裂,裂隙范围波及上唇、鼻小柱、鼻尖及鼻背,同时伴有眶间
距增宽。在裂隙范围设计切口线,切除的组织宽度相当于两侧鼻翼最外
点连线的宽度减去内眦连线的宽度,即应使术后鼻宽与内眦间距相当

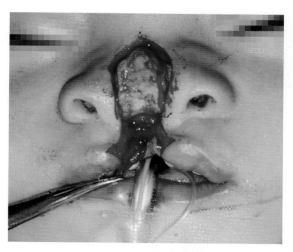

图 3-7-2-6　切除多余皮肤

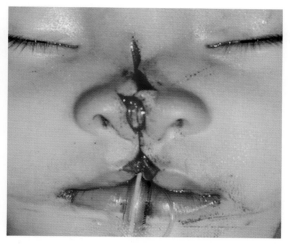

图 3-7-2-7　鼻背设计对偶三角瓣

在鼻背的皮肤设计三角瓣，延长鼻背的皮肤，下降鼻尖

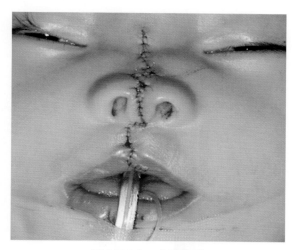

图 3-7-2-8　术后外形

对位缝合鼻背，上唇和唇红

三、注意事项

面中裂的患者可伴有脑膜膨出，术前应完善头颅 X 线片或 CT 检查，如存在脑畸形者，需请脑外科医师会诊。

第三节　面斜裂整复术
Plastic surgery of oblique facial cleft

一、适应证

单侧或双侧面斜裂。

二、手术方法及步骤

面斜裂多伴有骨组织裂开，如对婴儿进行早期大范围的手术，可能会妨碍颌骨生长。手术一般在面部表面标志较清楚时进行，即出生后 6～12 个月。修复的方法尽量采用邻近皮瓣修补缺失的软组织，骨组织的重建与软组织的修复同样重要，可采用自身肋软骨或髂骨的骨松质修复骨缺损。幼儿患者可先行修复软组织的裂隙和缺损，待发育完成后再行颅面骨裂隙的修复。成年患者，可同期行软组织和骨组织缺损修复。如果涉及眼部的整形，应由眼科会诊手术。手术应注意眼轮匝肌和口轮匝肌的重建，以恢复其正常的开闭功能。一期手术应尽量保留组织，遗留的部分畸形可留待二期整复。

手术步骤实例：见图 3-7-3-1～图 3-7-3-3。

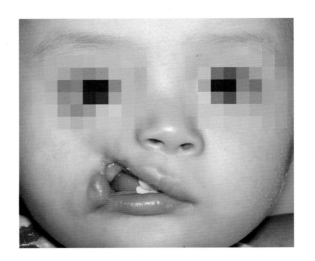

图 3-7-3-1 术前外形

在裂侧上唇设计矩形瓣，以下降过高的上唇，裂隙外侧设计相应的组织瓣，填补上唇下降后的缺损。注意将裂隙两侧断裂的口轮匝肌缝合复位

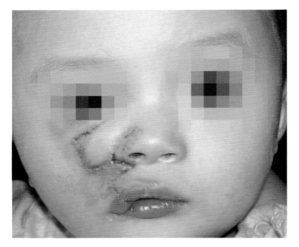

图 3-7-3-2 术后 7 天外形

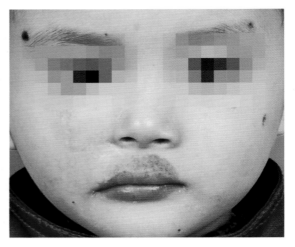

图 3-7-3-3 术后 3 年外形

三、注意事项

面斜裂患者如果裂隙波及眶底，手术时应注意避免损伤眶内容物，涉及眶底重建或鼻泪管重建时，需要请眼科医师会诊。

（王　龑）

第四篇　唇鼻获得性缺损与畸形的整复术

Plastic surgery of acquired nasolabial defect and deformities

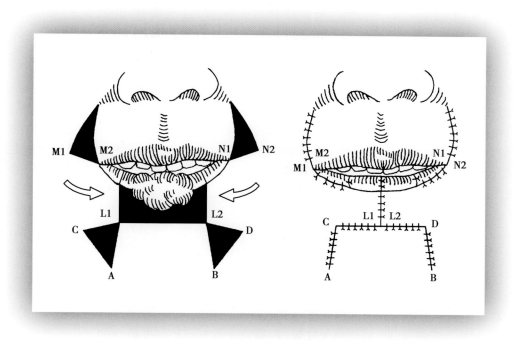

获得性唇缺损修复的设计基础

Essentials of surgical design for acquired lip defect

第一节　唇肿瘤切除安全范围的选择
Safety margin of labial tumor resection

获得性唇缺损大多数源于唇癌切除术后。少数是由于外伤等原因。而唇癌中大部分位于下唇，少数位于上唇。

下唇癌大部分为高、中分化的鳞状细胞癌，手术治疗的预后也较好。对于活组织检查报告为中、高分化的鳞状细胞癌，临床表现为外生型的，同时边界也较清楚时，手术的安全边界可小于 1cm（国外有报道 0.3～0.7cm），我们认为安全边界不小于 0.5cm 即可，不必取到 1cm。以便更多保留下唇组织，获得更好的功能和外形。

上唇癌溃疡型或浸润型较多，安全边界适当加大（0.5～1.0cm）较好，可减少复发的可能性。除非为外生型同时边界比较清楚，可以选 0.5cm。

第二节　肿瘤切除安全边界的几何研究
Geometry study on safety margin of tumor resection

唇癌多数起源于唇红部，其轮廓可以用圆形来表示。唇恶性肿瘤的切除手术，大多数是在肿瘤的安全边界以外做 V 形或矩形切口。采用 V 形切除时，缺损较小者一般可以直接拉拢缝合。缺损较大时需设计一种滑行皮瓣或上下唇交叉皮瓣以关闭创口。肿瘤切除形成的组织缺损多少不仅与肿瘤的大小、安全边界的范围有关，而且与 V 形切除时夹角大小的选择有关。夹角大小改变与组织缺损变化之间的关系，迄今为止缺乏数学定量分析研究。我们通过数学推导及计算机优选分析了解上述二者之间的关系，为今后各种相关皮瓣的设计提供理论参考。

为便于进行数学推论和分析，我们将唇红用一条直线表示，肿瘤用实线圆表示，安全边界用虚线圆表示，其中 r 为圆的半径，R = r + 安全边界。V 形切除 2 条切口与安全边界呈切线关系，如图 4-1-2-1 所示。假设唇的厚度为 h，V 形切除方式 2 条切口夹角（Q）为自变量，损耗的正常组织为因变量 Y，$Y = h \times S(Q)$。其中 S 为肿瘤以外所损失的面积。

V 形切除正常组织损耗的数学公式推导：在 V 形切口正中加一条平分线，则形成 2 个全等的直角三角形。我们将其中一个三角形分出进行分析。三角形的面积 $S_{\triangle} = (A_1 \times A_2)/2$，V 形的面积 $S_v = 2 \times S_{\triangle} = 2 \times (A_1 \times A_2)/2 = A_1 \times A_2$。其中 A_1 和 A_2 均为未知数，根据自变量 V 形切口夹角 Q 的变化而变化。根据 Sin a = 对边 / 斜边；得到 $Sin\ a_1 = R/A_1$，$Sin\ a_2 = R/A_2$，即 $A_1 = R/Sin\ a_1$，$A_2 = R/Sin\ a_2$。由 V 形切除损耗的正常组织量为 V 形的面积 S_v 减去实线半圆内的面积后乘以唇厚（h）；得 $Y = h \times [(A_1 \times A_2) - \pi r^2/2]$，即 $Y = h \times [(R/Sin\ a_1) \times (R/Sin\ a_2) - \pi r^2/2]$；又因为 $a_1 + a_2 = 90°$（直角三角形定理），$a_2 = 90° - a_1$，故 $Y = h \times [(R/Sin\ a_1) \times (R/Sin\ 90° - a_1) - \pi r^2/2]$。

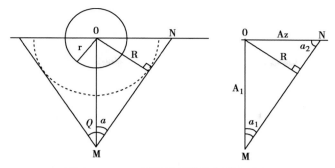

图 4-1-2-1 V 形切除正常组织损耗分析

V 形切除的计算机优选分析：以唇肿瘤 V 形切除夹角的 1/2 为自变量 a、正常组织损耗为因变量 Y，将 $Y = h \times [(R/\mathrm{Sin}\, a_1) \times (R/\mathrm{Sin}\, 90° - a_1) - \pi r^2/2]$ 代入，同时令常量 h=1，采用计算机 Matlab 语言进行编程。自变量 a 的步长为 2 时，V 形切除夹角 Q（Q=2a）与 Y 的对应值见表 4-1-2-1。自变量 a 的步长为 0.1 时，相应的函数曲线见图 4-1-2-2。

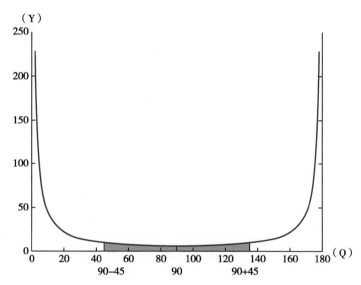

图 4-1-2-2 V 形切除夹角 Q 与组织损耗 Y 的对应关系

表 4-1-2-1 夹角改变与组织损耗的对应关系

Q =	0	2	6	10	14	18	22	26
Y =	∝	227.6589	74.9634	44.4994	31.4977	24.3177	19.7849	16.6786
Q =	30	34	38	42	46	50	54	58
Y =	14.4292	12.7355	11.4234	10.3850	9.5505	8.8725	8.3177	7.8626
Q =	62	66	70	74	78	82	86	90
Y =	7.4898	7.1863	6.9426	6.7516	6.6079	6.5078	6.4487	6.4292
Q =	94	98	102	106	110	114	118	122
Y =	6.4487	6.5078	6.6079	6.7516	6.9426	7.1863	7.4898	7.8626
Q =	126	130	134	138	142	146	150	154
Y =	8.3177	8.8725	9.5505	10.3850	11.4234	12.7355	14.4292	16.6786
Q =	158	162	166	170	174	178	180	
Y =	19.7849	24.3177	31.4977	44.4994	74.9634	227.6589	∝	

注：1）Q 为"V"形切口的夹角，单位为度；

2）Y 为组织损耗的比值。比值越大，损耗越多

根据定量计算结果（表 4-1-2-1），V 形切除夹角 Q＝90° 时，组织损耗值 Y 最小（6.4292）；Q 小于 90°或大于 90° 时，Y 值逐渐增大；当 Q 小于 20° 或大于 160° 以后，Y 值迅速增大。计算机绘制的函数曲线（图 4-1-2-2）可以看出，该曲线类似一条开口向上的抛物线。图中自变量 Q＝90° 时，因变量 Y 的值最小。Q 趋向于 0° 或 180° 时，Y 分别趋向于无穷大。Y 值不高于最小值 50% 所覆盖的 Q 值范围是 45°～135°（即 90°±45°），见图 4-1-2-2 阴影部分。

根据上述研究，V 形切除时形成的组织缺损不仅与肿瘤的大小、安全边界的范围有关，而且与 V 形夹角大小的选择有关。夹角大小的改变与组织缺损量之间的关系，缺乏量化的分析研究。各种皮瓣的设计，多依赖于临床经验，如能结合定量分析研究的结果，对皮瓣的设计可能会有一定帮助，有可能最大限度地减少正常组织的损耗。

从表 4-1-2-1 或图 4-1-2-2 曲线中均可看出，当夹角为 90° 时，正常组织的损耗最小，而且其比值与矩形切除时相同。因此，可以得出下面结论：在唇肿瘤 V 形或矩形切除方式均可选用时，应当优先考虑矩形切除方式，因为 V 形切除方式除了理论最佳角度外，其他角度均比矩形切除方式损失更多的正常组织。

在唇肿瘤范围很小，预计切除后的缺损在唇宽度的 1/3 左右时，V 形切除后直接拉拢缝合有着简便易行、不留明显功能障碍的优点。理论分析结果显示当 V 形夹角为 90° 时，正常组织的损耗最小，但是当 V 形的角度大于 60° 时就容易在手术后形成"猫耳"畸形。由图 4-1-2-2 曲线可见，夹角在 45°～135° 范围内，曲线比较平坦，也即组织损耗的变化不大。为了不形成"猫耳"，同时又不造成过多的组织损耗，V 形夹角选在 45°～60° 范围内比较适当。但是在唇瓣交叉转移修复时切除夹角以 90° 左右比较合适，因为此时对侧转移的唇瓣为 45° 左右，V 形切除的 2 条边只需聚合 45° 即可关闭缺损，不会形成"猫耳"。

第三节　唇部软组织拉伸测定
Study on stretch ability of labial soft tissue

由于各种原因造成唇部不同程度的缺损，临床上有多种修复方案可供选择，多数采用各种邻近皮瓣即刻关闭缺损。通常在各种皮瓣设计中，对正常唇组织的延伸能力未予足够考虑，主要是缺乏量化的分析结果。我们曾经对 200 名口腔科、耳鼻咽喉科住院患者进行唇部数据测量并进行分析，探讨其在唇缺损修复时各种皮瓣设计和选择中的意义。

方法：对每名患者测量静态唇宽、拉伸唇宽、下唇高度、下唇沟深共 4 项数据。测量工具为游标卡尺和弹簧拉力计。测量精度单位为毫米。静态唇宽测量时让患者唇部放松，测量两侧口角之间的距离；拉伸唇宽测量时由助手用 2 把带弯钩弹簧拉力计（弯钩处套上消毒橡皮圈）同时以 0.3kg 拉力向反方向拉伸口角，测量两侧口角之间的距离；下唇高度测量下唇中线唇红最高点与颏部最低点之间的距离；下唇沟深测量下唇中线唇红最高点与下唇沟底之间的距离。

测量结果如表 4-1-3-1、表 4-1-3-2 所示。男、女组平均年龄无统计学差异。静态唇宽及拉伸唇宽男子组均大于女子组（$P<0.05$），而延伸倍数（B/A）男女之间无显著性差异（$P>0.05$）。此外，下唇高和下唇沟深均是男子组大于女子组（$P<0.05$）。

从不同年龄组唇延伸能力比较（表 4-1-3-2）可以看出，各年龄组的延伸倍数（B/A）之间无显著性差异（$P>0.05$）。但是，随着年龄的增大，静态唇宽及拉伸唇宽均有不同程度的增加。

表 4-1-3-1　不同性别组唇部测量结果比较（单位：cm）

性别	年龄	例数	静态唇宽（A）	拉伸唇宽（B）	B/A	下唇高	下唇沟深
男	45.4	125	4.97±0.46	9.55±0.87	1.92	4.59±0.44	2.55±0.24
女	44.9[*]	75	4.45±0.51[**]	8.91±0.90[**]	2.00	4.34±0.48[**]	2.24±0.26[**]
合计	45.3	200	4.77±0.47	9.31±0.88	1.95	4.50±0.45	2.44±0.25

注：男女组对比，T 检验；[*]$P>0.05$，[**]$P<0.05$

表 4-1-3-2　不同年龄组唇延伸能力比较（单位：cm）

年龄组（岁）	20～29	30～39	40～49	50～59	60～69	70～79	合计
例数	46	30	35	29	36	24	200
静态唇宽（A）	4.37	4.53	4.89	4.94	4.96	5.10	4.77
拉伸唇宽（B）	8.44	9.15	9.54	9.46	9.80	9.88	9.31
B/A	1.93	2.02	1.95	1.91	1.98	1.94	1.95

注：B/A 各年龄组间差异无显著性（F＝2.18，P＞0.05）

　　关于正常人口角可承受的向外侧拉力，由于没有文献可供参考，我们在部分志愿者身上进行了测试。在 0.3～0.5kg 范围内，唇部为绷紧感觉；大于 0.5kg 时，唇部有痛感。此外，拉力从 0.3kg 增至 0.5kg 时，唇宽增加不明显。因此，我们选择 0.3kg 作为拉伸唇宽的测试条件。实际测量过程中，没有患者诉不适感。唇部恶性肿瘤切除后往往遗留较大范围缺损。各种滑行皮瓣修复设计时，一般以两侧滑行量之和等于缺损量为原则，但是剩余唇组织的延伸能力有多大尚不清楚。我们的研究结果显示，正常成人唇组织有很强的延伸能力，在容易承受的拉力下，可延长将近 1 倍（0.3kg 时，B/A＝1.95）。我们在改良下唇滑行皮瓣的设计和应用中，使两侧滑行量之和为缺损量的 2/3，另外 1/3 通过剩余唇组织的延伸来完成，实践中也获得理想的效果。本研究结果，有可能对各种唇颊部滑行皮瓣以及唇交叉瓣的设计提供一种新的思路和理论依据。

　　虽然不同年龄和不同性别组的唇组织延伸倍数（B/A）没有明显差异（P＞0.05），但是随着年龄的增加，静态唇宽和拉伸唇宽都在增加，也即年龄越大，口角可以拉开越大。设计滑行皮瓣时，需要考虑到年轻人和老年人在口角可拉开的程度上存在着显著的差别。

　　根据我们的测量结果，下唇沟平均深 2.44cm。当下唇恶性肿瘤下缘距唇红缘为 1cm，安全边界设 1cm，则矩形切除时底边距下唇沟 0.44cm 左右，不影响滑行瓣的操作。如果肿瘤下缘距唇红缘大于 1.5cm，设计矩形切除时应注意，有可能底边在下唇沟下方，导致两侧的滑行瓣无法滑行。此时手术刀应该向上倾斜，使得刀尖到达下唇沟内，便于滑行瓣的滑行。

第四节　唇缺损部位及范围分类
Classification of lip defect

　　唇部获得性（后天性）缺损根据解剖部位可以分为：

1. 上唇缺损、下唇缺损唇、中份缺损、偏一侧（口角）缺损（图 4-1-4-1，图 4-1-4-2）。
2. 唇红部缺损、皮肤肌肉缺损、皮肤肌肉及黏膜全厚缺损。
3. 唇鼻缺损、唇颏缺损。

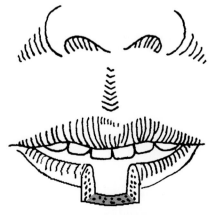

图 4-1-4-1　唇中份缺损

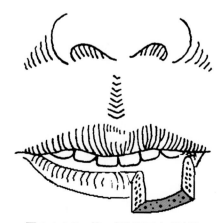

图 4-1-4-2　偏一侧（近口角）缺损

根据缺损的范围,设2侧口角之间的距离为唇宽,缺损范围可以分为:

1. 1/3 唇宽左右缺损、1/2 唇宽左右缺损、2/3 唇宽左右缺损、4/5 唇宽左右缺损(图4-1-4-3～图4-1-4-6)。

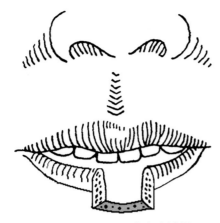

图 4-1-4-3　1/3 唇宽左右缺损

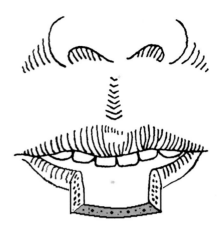

图 4-1-4-4　1/2 唇宽左右缺损

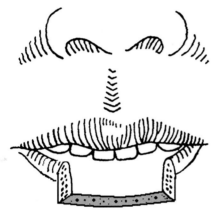

图 4-1-4-5　2/3 唇宽左右缺损

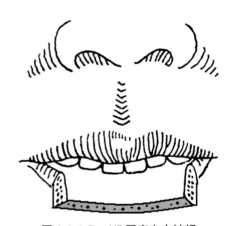

图 4-1-4-6　4/5 唇宽左右缺损

2. 全下唇缺损、全上唇缺损。

(刘建华　吴求亮)

第二章

简单唇缺损的修复术

Surgical methods of simple lip defect

第一节　肿瘤 V 形切除，唇缺损 1/3 左右即刻修复
Immediate lip repair with defect less than 1/3 lip width

一、适应证

1. 唇缺损范围占唇宽度不到 1/3，且不累及口角。
2. 缺损为皮肤、肌肉、黏膜在内的全厚组织。
3. 唇恶性肿瘤切除者，缺损做一期修复；快速病理切片之切缘必须阴性。

二、手术方法及步骤

　　唇缺损未超过全唇 1/3 者，一般采取 V 形切口，利用唇组织的松弛度，分皮肤、肌层、黏膜三层直接拉拢缝合。

　　手术步骤实例：见图 4-2-1-1，图 4-2-1-2。

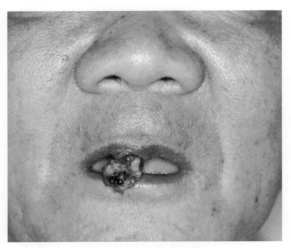

图 4-2-1-1　上唇肿物

　　上唇外生性菜花样肿物，位于上唇正中偏右，带蒂，约 1.5cm×1cm 大小，恶臭，触之易出血。临床诊断：上唇鳞状细胞癌。

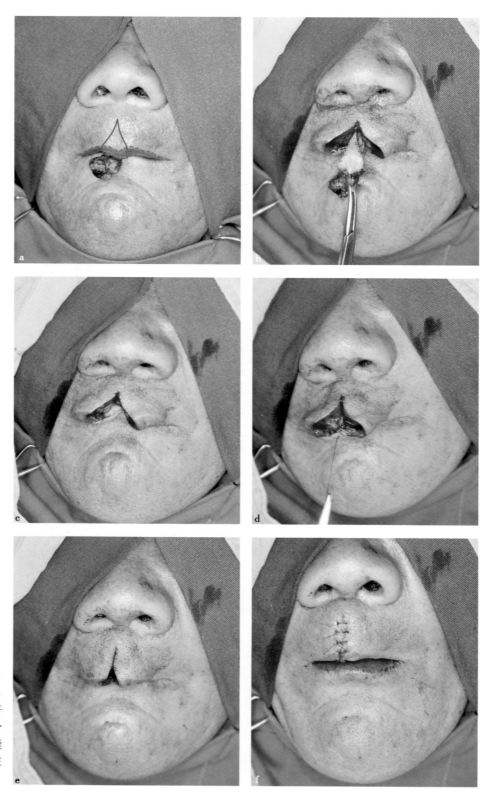

图4-2-1-2　手术设计及步骤
a. 距离肿瘤最近处约0.5cm，设计V形切口　b. 全层切开上唇　c. 切除后　d. 先缝合黏膜　e. 缝合肌肉层　f. 缝合皮肤，手术完成。缝合时注意对准唇红缘交界处的标志

三、注意事项

1. 唇癌切除的安全边界，国外报道最少的为3mm，多数报道为5~7mm。如果边界清楚，我们建议取5mm即可。此外还要根据癌症类型和分化程度，手术中的切缘是否阳性等来决定最终的安全边界大小。

2．为避免直线瘢痕挛缩或张力过大，也可采用皮肤及皮下组织附加 Z 字成形术进行缝合。

3．肿瘤切除后，缝合时注意对准唇红缘交界处的标志。

第二节　下唇1/3～1/2缺损即刻修复改良术式
Modified reconstruction design for 1/3 ~ 1/2 lower lip defects

一、适应证

1．下唇因外伤或肿瘤切除后缺损达到下唇宽度的 1/3～1/2 左右。

2．缺损下缘未累及口角、唇沟。

3．缺损为皮肤、肌肉、黏膜在内的全厚组织。

4．下唇恶性肿瘤切除者，缺损做一期修复；快速病理切片之切缘必须阴性。

二、手术方法及步骤

这是一种适合于下唇缺损 1/3～1/2 修复方法。方法：在 Bernard 的下唇矩形切除的术式上进行改良，形成一种新的下唇滑行瓣（详见第四篇第三章第一节）。

手术步骤实例：见图 4-2-2-1。

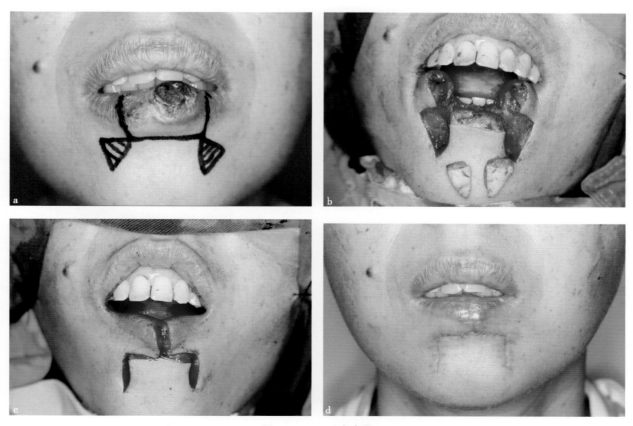

图 4-2-2-1　手术步骤

a．下唇鳞状细胞癌患者术前设计：病变两侧加上 0.5cm 以上的安全边界后，下唇切除的宽度接近 1/2；下唇的两个附加三角宽度之和，约等于下唇缺损宽度的 1/2　b．下唇肿物方块切除后，将两侧倒三角附加切口区的皮肤肌肉一并切除，保留下方黏膜组织　c．将双侧皮瓣向缺损中央滑行，并分黏膜、肌肉、皮肤依次拉拢对位缝合　d．术后 12 天，下唇缝合处无明显张力，予以拆线

三、注意事项

1. 唇癌切除的安全边界，国外报道最少的为 3mm，多数报道为 5～7mm。如果边界清楚，我们建议取 5mm。此外还要根据癌症类型和分化程度，手术中的切缘是否阳性等来决定最终的安全边界大小。

2. 矩形切除的底边应该位于唇沟的稍上方。如因肿瘤比较大，需切在其稍下方，则可以将手术刀向内上方略倾斜切入，以便两侧唇瓣向中线滑行。

3. 关于唇癌是否同时行颈淋巴清扫的问题：如果颏下或颌下有可疑淋巴结，则颏下三角及同侧的下颌下三角必须清扫；此外，浸润性的癌比外生性的癌更容易转移，也应同期行颈淋巴清扫。上唇的浸润性癌最好包括颏下、下颌下三角以及颈深上区域。

（余　丹　刘建华）

第三章

基于Bernard方法的下唇缺损修复改良术式

Modified Bernard's sliding flaps for larger lower lip defect

第一节　下唇缺损1/2左右即刻修复的改良手术
Immediate reconstruction of about 1/2 lower lip defect

一、适应证

1. 下唇因外伤或肿瘤切除后缺损达到下唇宽度的1/2左右。

2. 缺损下缘未达到唇沟以下。

3. 缺损为皮肤、肌肉、黏膜在内的全厚组织。

4. 下唇恶性肿瘤切除者，缺损做一期修复；快速病理切片之切缘必须阴性。

二、手术方法及步骤

这是一种适合于下唇缺损1/2左右的修复方法。方法：在Bernard的下唇矩形切除的术式上进行改良，形成一种新的下唇滑行瓣（图4-3-1-1～图4-3-1-3）。

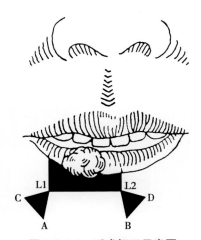

图4-3-1-1　手术切口示意图

术前设计示意：矩形切口在安全边界外，两个附加三角（L1-C-A和L2-D-B）的宽度和等于矩形宽的2/3

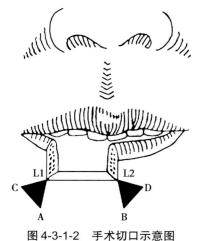

图 4-3-1-2　手术切口示意图

示意唇癌矩形切除后造成的下唇缺损

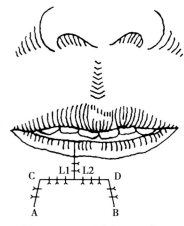

图 4-3-1-3　手术切口示意图

拉拢缝合后形态

手术步骤实例：见图 4-3-1-4～图 4-3-1-8。

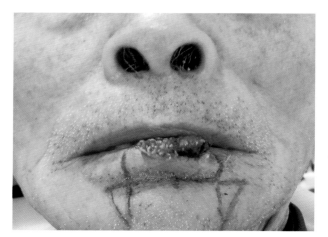

图 4-3-1-4　手术切口设计

根据改良 Bernard 方法进行切口设计

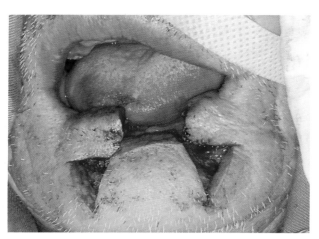

图 4-3-1-5　肿瘤切除后

肿瘤切除，附加切口完成，充分止血

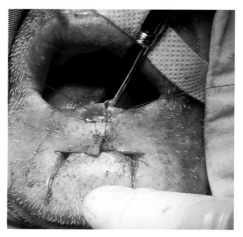

图 4-3-1-6　对位缝合

先缝合黏膜和肌肉，然后进行唇红缘的对位缝合

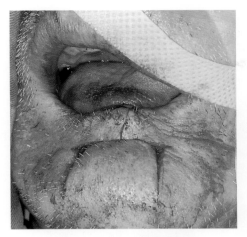

图 4-3-1-7 皮肤缝合前
黏膜和肌肉的缝合完成,等待皮肤切口缝合

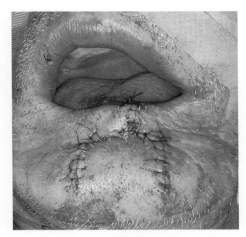

图 4-3-1-8 缝合全部完成
手术完成,切口已全部拉拢缝合

典型病例一:见图 4-3-1-9～图 4-3-1-11。

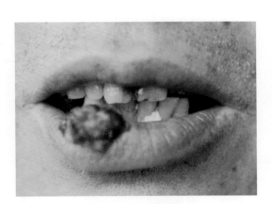

图 4-3-1-9 下唇癌
右下唇鳞状细胞癌术前

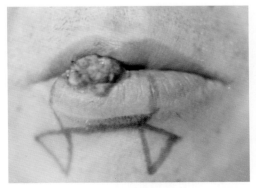

图 4-3-1-10 手术切口设计
下唇切除的宽度已经达到 1/2,该患者皮肤不松弛,
故两侧倒三角稍大,底边之和可等于矩形底边长

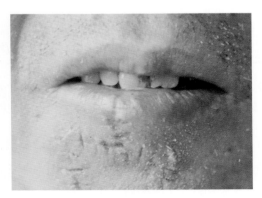

图 4-3-1-11 拆线后
下唇外形及功能恢复良好;注意下唇宽度 / 高度无
明显改变,但是下唇已经稍微变薄

典型病例二: 见图 4-3-1-12~图 4-3-1-14。

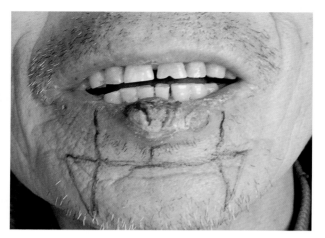

图 4-3-1-12   手术切口设计

该患者皮肤松弛,倒三角的底边之和为 2/3 矩形切除的宽度

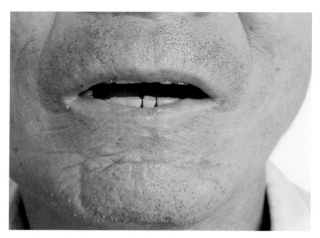

图 4-3-1-13   术后外形

术后 6 个月复查,唇外形理想,面下部皱纹较术前明显减少,患者显得更年轻

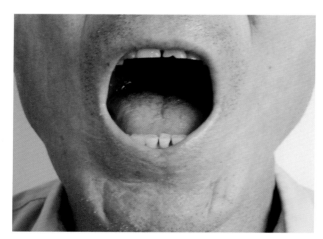

图 4-3-1-14   术后功能

手术后功能良好,张口无受限

三、注意事项

1. 唇癌切除的安全边界,国外报道最少者为 3mm,多数报道为 5~7 毫米。如果边界清楚,我们建议取 5mm 即可。此外还要根据癌症类型和分化程度,手术中的切缘是否阳性等来决定最终的安全边界大小。

2. 矩形切除的底边应该位于唇沟的稍上方。如因肿瘤比较大,需切在其稍下方,则可以将手术刀向内上方略倾斜切入,以便两侧唇颊组织瓣向中线滑行。

3. 肿瘤切除后,两侧唇颊组织瓣如果向中线靠拢张力很大,则需将两侧的附加三角形加大,或者参考下唇缺损 2/3 左右即刻修复的改良手术。

第二节　下唇大部分切除(2/3~4/5)即刻修复的改良手术
Immediate reconstruction of large(2/3 ~ 4/5)lower lip defect

一、适应证

1. 下唇因外伤或肿瘤切除后缺损达到下唇宽度的 2/3~4/5 左右。
2. 缺损下缘未达到唇沟以下。
3. 缺损为皮肤、肌肉、黏膜在内的全厚组织。
4. 下唇恶性肿瘤切除者,缺损做一期修复;快速病理切片之切缘必须阴性。

二、手术方法及步骤(图 4-3-2-1,图 4-3-2-2)

这是一种适合于下唇缺损 2/3~4/5 左右的修复方法。方法:下唇按照改良 Bernard 滑行瓣设计切口(见本章第一节),然后附加上唇口角外的三角切口,进一步加大滑行瓣的移动程度。

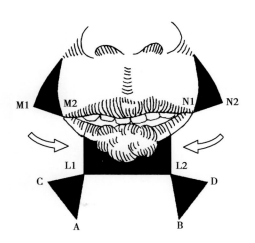

图 4-3-2-1　手术切口设计示意图
图中黑影为需要切除的部分。上唇 M1 与 M2 对位缝合;N2 与 N1 对位缝合。矩形切口在安全边界外,L1 与 L2 在中线对位缝合。线段 CA 和 BD 分别与 L1A 和 L2B 对位缝合。2 个附加三角的宽度之和大于等于矩形宽的 2/3。鼻唇沟附加三角的宽度之和小于或等于矩形宽的 2/3

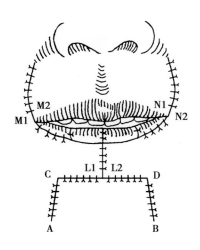

图 4-3-2-2　手术切口设计示意图
拉拢缝合后形态。注意:下唇两边的唇红是上唇附加三角的皮肤肌肉切除后,保留下来的黏膜外翻,修整后缝合形成的。所以,上唇两侧的附加三角内的黏膜,仅切开两条侧边,底边切记不可切断

手术步骤实例：见图 4-3-2-3～图 4-3-2-6。

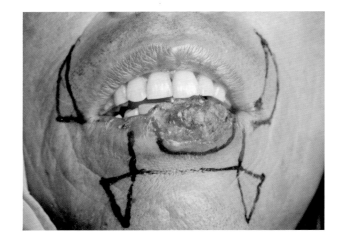

图 4-3-2-3　手术切口设计

下唇鳞状细胞癌患者术前，病变两侧加上 0.5cm 以上的安全边界后，下唇切除的宽度在 2/3～4/5。上唇的附加三角设计时注意内侧边在口角，外侧边尽量放在鼻唇沟。下唇的两个附加三角宽度之和，约等于下唇缺损宽度的 2/3

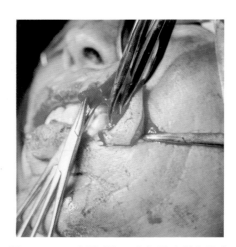

图 4-3-2-4　上唇附加三角切除皮肤和肌肉

黏膜仅切开两条边，底边切记不可切断。黏膜下的疏松组织也要保存

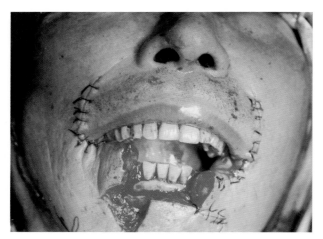

图 4-3-2-5　修整缝合

上唇的附加切口去除皮肤、肌肉后已拉拢缝合。上唇附加三角内侧黏膜底边不切断，外翻、修整后缝合于三角底边的皮肤切缘，以形成新的下唇唇红黏膜

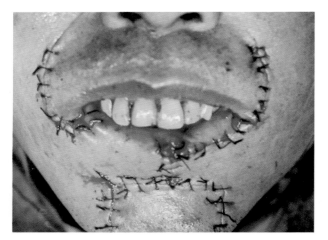

图 4-3-2-6　拉拢缝合后

7 天间断拆线。有张力的缝线 10 天拆除

典型病例一：见图 4-3-2-7～图 4-3-2-9。

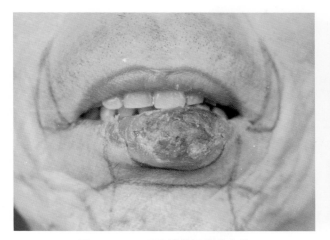

图 4-3-2-7　下唇鳞状细胞癌术前
拟切除下唇宽度约为 4/5

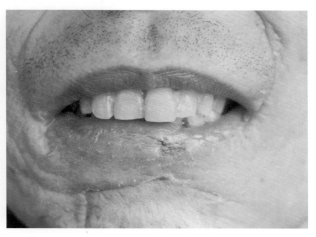

图 4-3-2-8　术后 1 个月复查
下唇宽度较术前没有明显减少

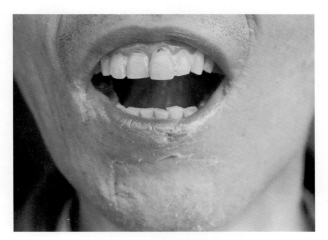

图 4-3-2-9　术后功能恢复良好

典型病例二：见图 4-3-2-10～图 4-3-2-12。

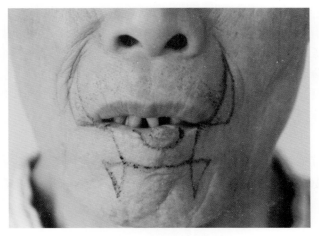

图 4-3-2-10　下唇癌术后复发病例
2 年前曾做 V 形切除，对偶三角瓣缝合。此次选择 1cm 安全
边界，下唇切除宽度已经达 4/5

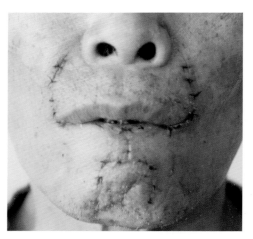

图 4-3-2-11 手术后 1 周，已经间断拆线

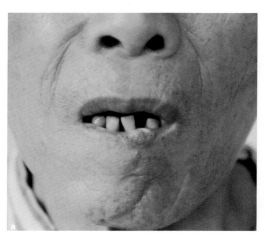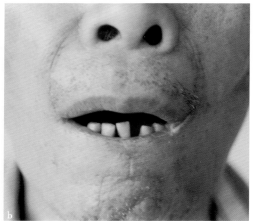

图 4-3-2-12 术前术后对比
a. 手术前　b. 手术后，下唇虽然已经切除 4/5，但是下唇的宽度较术前稍有增大，获得理想的效果

三、注意事项

1. 唇癌切除的安全边界，国外报道最少的为 3mm，多数报道为 5～7mm。如果边界清楚，我们建议取 5mm 以上。此外还要根据癌症类型和分化程度，手术中的切缘是否阳性等来决定最终的安全边界大小。

2. 矩形切除的底边应该位于唇沟的稍上方。如因肿瘤比较大，需切在其稍下方，则可以将手术刀向内上方略倾斜切入，以便两侧唇瓣向中线滑行。

3. 肿瘤切除后，两侧唇颊组织瓣如果向中线靠拢张力很大，则需将两侧的附加三角形加大，或者参考下唇缺损 2/3 左右即刻修复的改良手术。

第三节　波及口角的下唇大部分缺损即刻修复改良术式
Immediate reconstruction of larger lateral lower lip defect

一、适应证

1. 下唇因外伤或肿瘤切除后缺损达到下唇宽度的 2/3 左右，且缺损一侧接近口角。

2. 缺损下缘未达到唇沟以下。

3. 缺损为皮肤、肌肉、黏膜在内的全厚组织。

4. 下唇恶性肿瘤切除者，缺损做一期修复；快速病理切片之切缘必须阴性。

二、手术方法及步骤

这是一种适合于下唇缺损 2/3 左右，且偏一侧的修复方法。方法：在 Bernard 的下唇矩形切除的术式上进行改良，形成一种新的下唇滑行瓣（见第一节），然后附加同侧上唇口角外的三角切口，进一步加大滑行瓣的移动程度（图 4-3-3-1，图 4-3-3-2）。

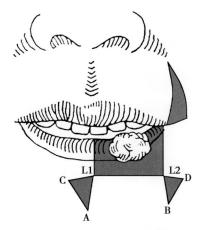

图 4-3-3-1　手术切口设计示意图（一）

矩形切口在安全边界外，2 个附加三角（L1-C-A 和 L2-D-B）的宽度之和等于矩形宽的 2/3。鼻唇沟附加三角的宽度和小于或等于矩形宽的 2/3。黑影为需要切除的部分

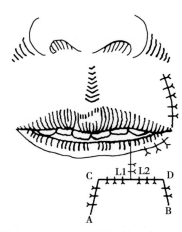

图 4-3-3-2　手术切口设计示意图（二）

手术设计示意，阴影区已切除，两侧组织滑行后对位缝合。需注意的是：鼻唇沟附加三角的阴影部分仅切除皮肤和肌肉，黏膜的底边不可切断，黏膜向前外翻并修整后形成新的下唇唇红

手术步骤实例：见图 4-3-3-3～图 4-3-3-9。

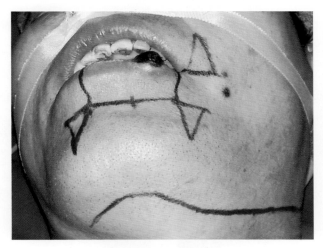

图 4-3-3-3　切口设计

下唇鳞状细胞癌患者术前。病变两侧加上 0.5cm 以上的安全边界后，下唇切除的宽度在 2/3 左右。左上唇的附加三角设计时注意内侧边在口角，外侧边尽量放在鼻唇沟。下唇的两个附加三角宽度之和，约等于下唇缺损宽度的 2/3

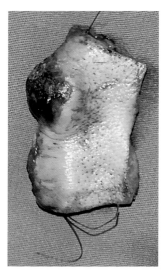

图 4-3-3-4 下唇方块切除

送快速病理切片检查两侧黏膜切缘。缝线做切缘标记用

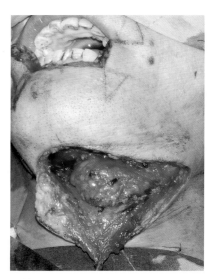

图 4-3-3-5 等待切缘病理报告时，可以开始颈部淋巴清扫术

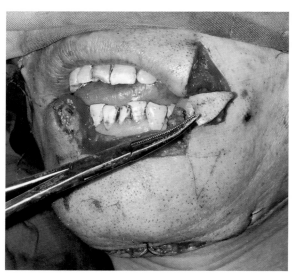

图 4-3-3-6 左鼻唇沟三角区域内的皮肤肌肉切除

黏膜的两条侧边切开，底边保留

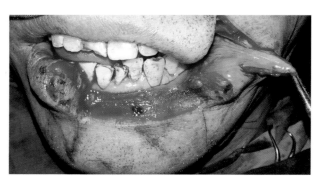

图 4-3-3-7 鼻唇沟三角的黏膜向外翻出，改做下唇唇红黏膜

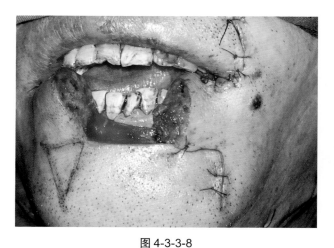

图 4-3-3-8

切除左下唇三角皮肤肌肉，黏膜横断，下唇瓣向中线滑行
并固定。颈部包括颏下、下颌下三角清扫已经完成

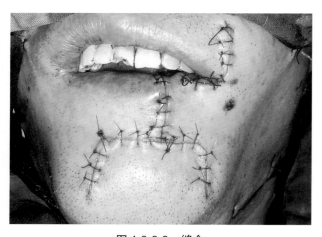

图 4-3-3-9 缝合

右下唇三角切除后，皮瓣向左滑行并且与左侧皮瓣对位缝合

典型病例一：见图 4-3-3-10～图 4-3-3-12。

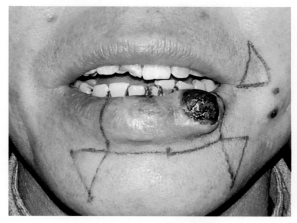

图 4-3-3-10 切口设计
偏左侧下唇癌患者，计划切除范围已经达到 2/3 下唇宽度

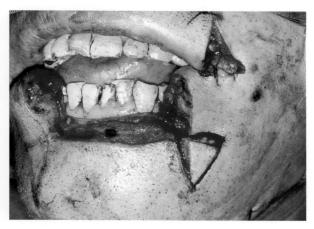

图 4-3-3-11 术中

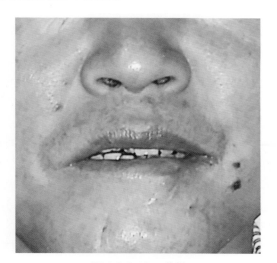

图 4-3-3-12 术后
唇宽较术前略小，但是口角无明显偏斜

典型病例二：见图 4-3-3-13～图 4-3-3-15。

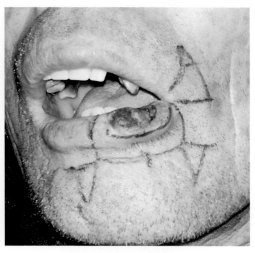

图 4-3-3-13 切口设计
患者左下唇癌，计划切除下唇约 1/2 宽度

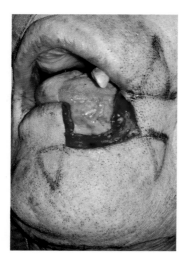

图 4-3-3-14 术中

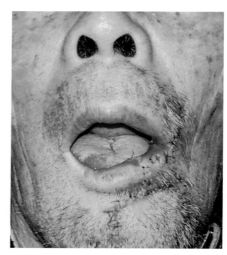

图 4-3-3-15 术后 1 个月复查
功能和形态均比较理想

三、注意事项

1. 唇癌切除的安全边界，国外报道最少的为 3mm，多数报道为 5～7mm。如果边界清楚，我们建议取 5mm 以上。此外还要根据癌症类型和分化程度，手术中的切缘是否阳性等来决定最终的安全边界大小。

2. 矩形切除的底边应该位于唇沟的稍上方。如因肿瘤比较大，需切在其稍下方，则可以将手术刀向内上方略倾斜切入，以便两侧唇瓣向中线滑行。

3. 肿瘤切除后，两侧唇颊组织瓣如果向中线靠拢张力很大，则需将两侧的附加三角形加大，或者参考下唇缺损 2/3 左右即刻修复的改良手术。

4. 关于唇癌是否同时行颈淋巴清扫的问题：如果颏下或下颌下有可疑淋巴结，则颏下三角及同侧的下颌下三角必须清扫；此外，浸润性的癌比外生性的癌更容易转移，也应同期行颈淋巴清扫。上唇的浸润性癌最好包括颏下、下颌下、颈深上淋巴清扫。

（刘建华 林 轶 包霆威）

第四章

下唇全切除后即刻整复术

Reconstructive surgery after total lower lip resection

下唇组织缺损原因很多,常见的是由下唇肿瘤扩大切除引起。下唇全切除后的缺损必须用特定设计的邻位组织瓣或血管化的游离皮瓣修复来完成。

第一节　邻近组织瓣整复术
Adjacent soft tissue flaps for total lower lip defect

针对全下唇缺损,主要是应用基于 Bernard 手术(唇颊组织瓣滑行推进术)的改良术式。

一、适应证

1. 下唇因外伤或肿瘤切除后缺损大于下唇宽度的 2/3 甚至接近全下唇。
2. 缺损下缘未达到唇沟以下。
3. 缺损为皮肤、肌肉、黏膜在内的全厚组织。
4. 下唇恶性肿瘤切除者,缺损做一期修复;快速病理切片之切缘必须阴性。
5. 患者年龄大,面部软组织松弛。一般 60 岁以内患者不主张采用此术式。

二、手术方法及步骤(图 4-4-1-1)

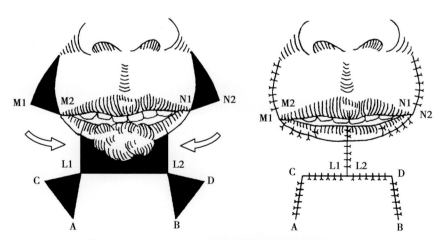

图 4-4-1-1　Bernard 改良滑行瓣修复下唇缺损示意图
左图黑影为需要切除的部分,随后两边向中线滑行。M1 与 M2、L1 与 L2 分别对位缝合。
C-L1 与 L2-D 的长度之和略小于或等于 L1-L2 的长度

病例及手术过程：见图 4-4-1-2，图 4-4-1-3。

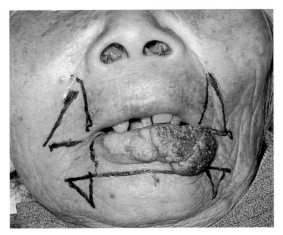

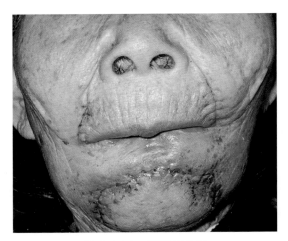

图 4-4-1-2 术前切口设计

在下唇区两侧设计口角底部与口裂平行的倒三角形切口，在上唇区两侧设计口角外侧鼻唇沟区正三角形切口，每个三角形底边的长度等于或略小于下唇缺损的 1/2 长度。

注：下唇外下方 2 个三角画的稍小了些，实际需略大些

图 4-4-1-3 拆线后外观

操作步骤：

1. 在肿瘤安全边界外行下唇方块切除，送快速病理切片，如切缘阳性则需进行补充切除。

2. 沿画线切开三角形的皮肤肌肉，将三角形的皮肤和部分肌肉去除，下唇区三角形底边黏膜沿着唇沟上方切开，而鼻唇沟区三角的底边黏膜不能切开，其余部分黏膜切开，下唇颊组织瓣向缺损区中线拉拢，上唇三角黏膜向前外翻，与皮肤切口缝合，修复下唇的唇红。

3. 如果颏下区摸到可疑淋巴结，则需行颏下三角的淋巴清扫。

4. 术后 7～10 天间断拆线一次；14 天可全部拆除。

术中图可参考下唇 2/3 缺损部分。

三、注意事项

1. 术前应根据病变范围基本确定缺损大小，并根据该缺损大小设计下唇双侧的附加三角形。由于附加了鼻唇沟三角形切口，形成了一种新的上、下唇颊组织滑行瓣，有利于唇颊组织的滑行。

2. 设计的三角形最好为等腰三角形，腰长大于底边，每个三角形的底边等于或略小于下唇缺损的 1/2 宽度。

3. 下唇外下方每个三角的底边比唇缺损宽度的 1/2 稍小，如果下唇两侧向中线滑行感觉张力很大，三角形的外侧边可以向外延伸。

4. 术中需注意，鼻唇沟附加三角的口腔黏膜需要保留，向外翻转与下唇皮肤切口缝合，形成新的下唇唇红。术中注意保护好鼻唇沟附近的面动脉。

5. 由于滑行瓣术后局部张力存在，因此，术后拆线可适当延迟，术后 10～14 天分次拆除为宜。

第二节　游离组织瓣整复术
Vascularized soft tissue free flaps for total lower lip defect

一、适应证

1. 下唇因外伤或肿瘤切除后达到全下唇缺损。
2. 缺损范围不仅包括唇红组织，还包括下唇下方较大面积的皮肤缺损。
3. 缺损为皮肤、肌肉、黏膜在内的全厚组织。
4. 唇部皮肤不松弛，较难通过邻位瓣转移或滑行进行修复的病例。
5. 下唇恶性肿瘤切除者，缺损应该做一期修复；且快速病理切片之切缘必须阴性。

二、手术方法及步骤

病例及手术过程：见图 4-4-2-1～图 4-4-2-6。

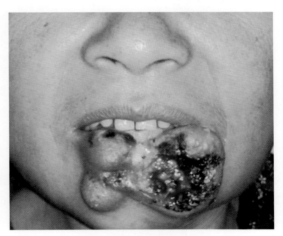

图 4-4-2-1　下唇癌术前
肿瘤已经波及整个下唇唇红及颏部皮肤区

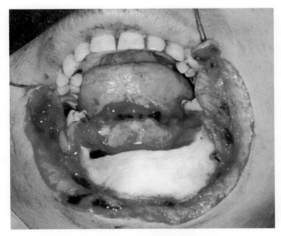

图 4-4-2-2　肿瘤扩大切除后
整个下唇、颏部软组织、相应部位的牙槽突都已经切除，造成大范围的缺损

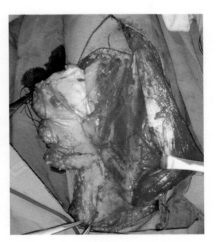

图 4-4-2-3　股前外侧皮瓣的制备
在患者大腿前外侧制备带血管、部分肌肉、皮肤、皮下组织的游离组织瓣

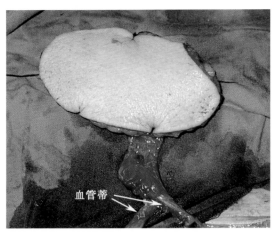

图 4-4-2-4 制备完成的股前外侧皮瓣

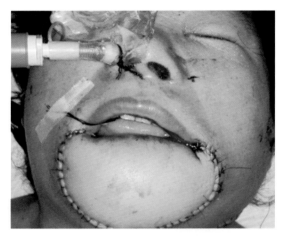

图 4-4-2-5 股前外侧皮瓣就位修复缝合

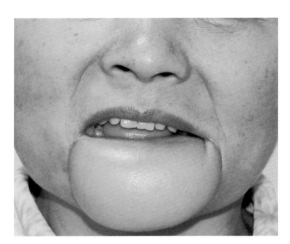

图 4-4-2-6 术后 3 个月外观

三、注意事项

1. 肿瘤发生在下唇，已经波及颏部皮肤，尽可能扩大切除，以保证切缘的安全。

2. 术前根据预估缺损的大小和厚度来选择游离皮瓣的种类。常用的游离皮瓣为前臂皮瓣和股前外侧皮瓣，但二者修复下唇缺损后，缺少唇红的外形，可以考虑用纹身的方法画出唇红；也可二期用舌瓣修复，不过有一定手术难度。

3. 采用血管化游离皮瓣修复全下唇缺损，在受区选择合适的动静脉吻合，皮瓣的血管蒂可通过皮下隧道到达颈部吻合区。术后 72 小时内需密切观察有无血管危象的发生，观察皮瓣的颜色、质地、皮纹、温度、动脉搏动以及毛细血管充盈试验等，一旦发生，需立即探查。

4. 采用血管化游离皮瓣修复下唇缺损的病例，如术后出现皮肤臃肿，可在术后 3～6 月后行组织减容术，但要避免过度地分离皮瓣内组织导致皮瓣坏死。

第三节　扇形组织瓣整复术
Fan-shaped tissue flaps for total lower lip defect

一、适应证

1. 下唇因外伤或肿瘤切除后缺损大于下唇宽度的 2/3 甚至全下唇。

2．缺损下缘未达到唇沟以下。

3．缺损为皮肤、肌肉黏膜在内的全厚组织。

4．唇部皮肤较为松弛者。

5．下唇恶性肿瘤切除者，缺损应该做一期修复；且快速病理切片之切缘必须阴性。

二、手术方法及步骤（图 4-4-3-1）

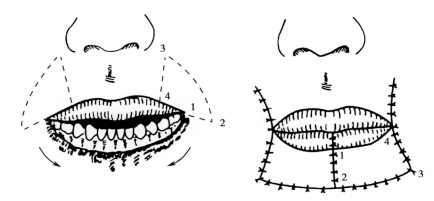

图 4-4-3-1　颊部扇形组织瓣修复全下唇缺损示意图

图示 1、2、3、4 连线形成一个扇形瓣。4 点位于红唇与皮肤交界处，留部分的口轮匝肌作为皮瓣的蒂，皮瓣顺时针方向旋转至下唇中线，与对应侧皮瓣连接。注意下唇的宽度取决于 1～4 的长度

病例及手术过程： 见图 4-4-3-2～图 4-4-3-10。

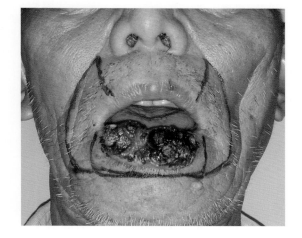

图 4-4-3-2　下唇鳞状细胞癌术前设计

下唇鳞状细胞癌，需作下唇全切，设计扇形瓣。注意此设计之下半部与示意图稍有不同，安全边界外的正常组织予以保留

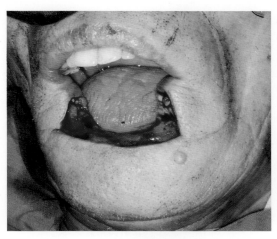

图 4-4-3-3　下唇肿瘤扩大切除后

下唇在肿瘤安全边界外行扩大切除，造成全下唇缺损

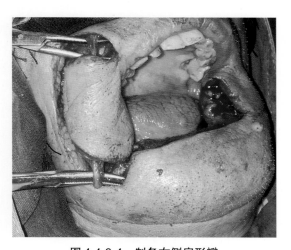

图 4-4-3-4　制备右侧扇形瓣

制备右侧扇形瓣，注意保护供血动脉-面动脉的近远心端

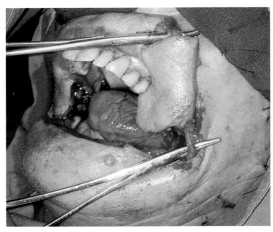

图 4-4-3-5　制备左侧扇形瓣

制备左侧扇形瓣，注意保护供血动脉 - 面动脉的近远心端

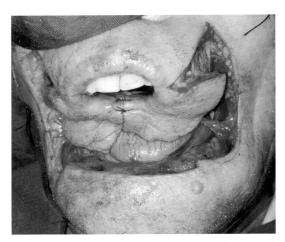

图 4-4-3-6　双侧扇形瓣转移对位

在中线处连接。皮肤，黏膜，肌肉分别对位缝合

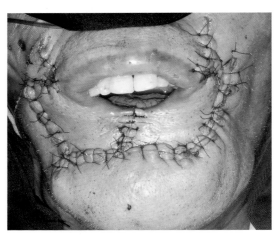

图 4-4-3-7　扇形瓣对位缝合后

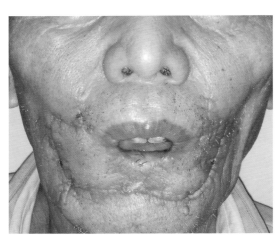

图 4-4-3-8　扇形瓣术后 2 周

创口愈合，口裂变小

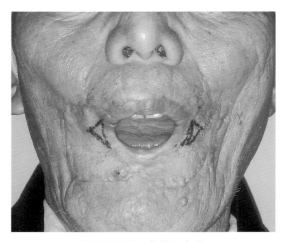

图 4-4-3-9　术后 3 个月

术后 3 个月时，口角仍然过小，假牙无法安放，拟行口角开大术

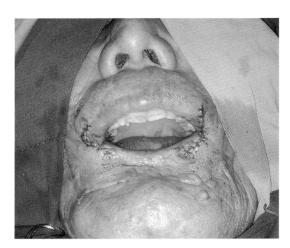

图 4-4-3-10　二期口角开大术

术后 4～6 个月可行二期口角开大术。新的口角定位一般在瞳孔垂线与口裂延长线相交处。可在局麻下进行

三、注意事项

1．设计扇形组织瓣时应注意使两侧下唇新红唇的长度相加等于原上唇宽度的一半。

2．上唇处手术切口止于唇红缘附近，不可损伤蒂部的上唇动脉。

3．为达到口腔侧黏膜的完整缝合，术中尽量保留一些下唇内侧前庭沟组织，当前庭沟组织缺损时，可将保留的组织自下向上翻起黏骨膜组织，与扇形瓣的黏膜组织相对缝合。

4．在缝合时，要注意肌层的贴合，唇瓣蒂部应防止扭曲、受压，且缝合应松紧适宜，同时应避免无效腔形成。若转瓣后出现张力过大，临床上常于双侧前庭沟颊侧 0.5cm 处作附加切口，骨膜下游离，以缓解转瓣后出现张力过大。

5．防止感染，术前应全口洁牙，术后给予抗炎支持治疗，局部口腔护理。

6．通常在扇形瓣修复 3～4 周以后，行双侧口角开大术，进行二期修整，以解决口裂较小、口角圆钝等问题。

（朱慧勇　何剑锋　刘建华）

第五章

上唇缺损即刻整复术

Reconstruction of upper lip defect after tumor resection

第一节　唇颊滑行瓣修复上唇1/2缺损

Labial and buccal sliding flaps for 1/2 upper lip defect

一、适应证

1. 上唇因外伤或肿瘤切除后形成的类矩形缺损，宽度达到上唇宽度的1/2左右。

2. 缺损未累及鼻底。

3. 缺损为皮肤、肌肉、黏膜在内的全厚组织。

4. 上唇恶性肿瘤切除者，缺损做一期修复时，快速病理切片之切缘必须阴性。

二、手术方法及步骤

这是一种适合于上唇缺损1/2左右的修复方法。方法：利用缺损两侧的唇颊滑行组织瓣进行上唇缺损的修复，缺损范围相对较小时可利用单侧唇颊组织滑行瓣，若缺损较大时，则可考虑使用双侧唇颊组织滑行瓣。

矩形切口外侧鼻唇沟处设计附加三角切除区，其宽度等于矩形缺损宽度的2/3左右，若滑行距离较大时，此三角对应下唇外侧设计另一附加三角切除区，宽度略小于上方三角。然后按照设计，切除各附加三角内容物，拉拢缝合各创口。

手术步骤实例：见图4-5-1-1～图4-5-1-5。

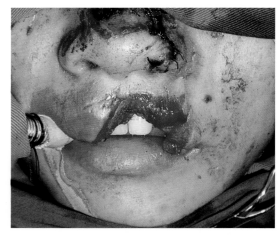

图4-5-1-1　外伤致上唇1/2缺损

左上唇外伤后约1周，唇部痂皮去除后显露新鲜创面

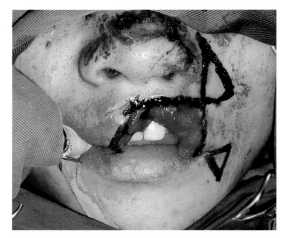

图4-5-1-2　手术切口示意图

根据单侧唇颊滑行瓣方法进行切口设计

138

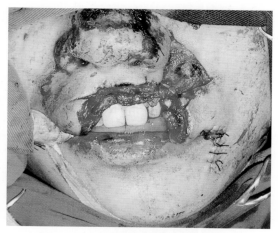

图 4-5-1-3 缺损区修整及附加三角切除
缺损区适当修整,附加切口完成,充分止血

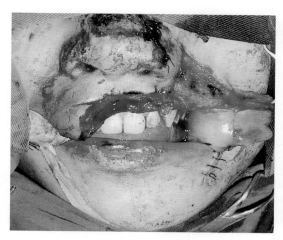

图 4-5-1-4 滑行前
鼻唇沟三角内皮肤,肌肉去除。三角底边的黏膜横断,以利滑行

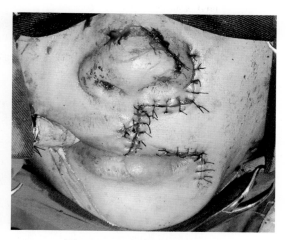

图 4-5-1-5 滑行、拉拢缝合后
先缝合黏膜和肌肉,然后进行唇红缘的对位缝合,最后缝合皮肤,完成手术

典型病例: 见图 4-5-1-6。

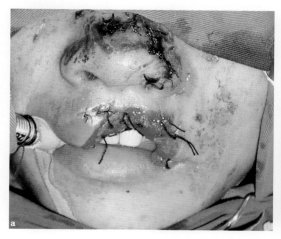
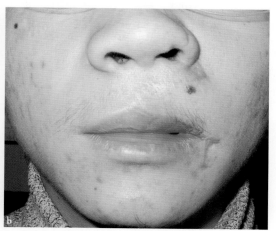

图 4-5-1-6 术前及术后复查
a. 车祸外伤后上唇缺损修复术前 b. 唇颊滑行瓣修复术后 6 个月复查,功能和外形均可

三、注意事项

1. 若为外伤等导致缺损区域受污染的病例,术区应充分清创,防止术区感染及愈合不良。对于感染病例,谨慎采用同期手术,建议二期手术整形修复。

2. 对于不规则缺损者,建议在尽可能保留唇组织的情况下修整成矩形,这样有利于滑行瓣的制作与修复。

3. 在缺损同侧鼻唇沟及对应下唇处分别设计附加等腰三角形,鼻唇沟处三角形底边略小于上唇缺损宽度,下唇处附加三角形底边要略小于鼻唇沟处三角形底边宽度。

4. 在滑行瓣滑行修复上唇缺损时,容易出现唇红组织不足,因此,在制备滑行瓣时,可保留下方三角形切除区对应的口腔黏膜,将该黏膜外翻后重建上唇唇红。

第二节　下唇类矩形瓣修复上唇 1/2 缺损
Lower lip rectangle-like flap for 1/2 upper lip defect

一、适应证

1. 上唇因外伤或肿瘤切除后形成的一侧缺损达到上唇宽度的 1/2。
2. 缺损未累及鼻底。
3. 缺损为皮肤、肌肉、黏膜在内的全厚组织。
4. 上唇恶性肿瘤切除者,缺损做一期修复时,快速病理切片之切缘必须阴性。

二、手术方法及步骤

这是基于 Abbe-Estlander 法的改良术式,将 Abbe-Estlander 法中的皮瓣形态设计为类矩形,多用于修复上唇一侧 1/2 左右的缺损。

于上唇缺损同侧的下唇处设计一类矩形瓣,此宽度约为上唇缺损宽度的 1/2,其中组织瓣一侧的唇红黏膜处保留血管、部分黏膜及肌肉组织,确保该类矩形瓣的血供,防止坏死。按照设计,制作好下唇类矩形瓣,然后将其转移修复上唇缺损,并分层缝合创口。

手术步骤实例:见图 4-5-2-1～图 4-5-2-4。

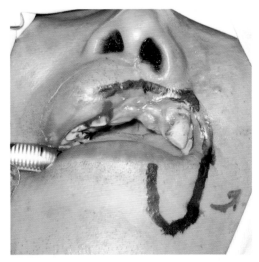

图 4-5-2-1　手术切口设计
根据下唇类矩形瓣的方法进行切口设计

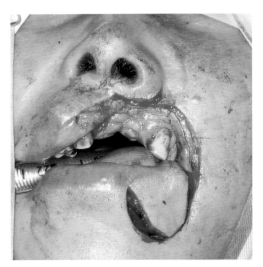

图 4-5-2-2　下唇类矩形瓣的制备
根据上唇缺损范围及术前设计,制备下唇类矩形瓣,注意保护类矩形瓣蒂部的下唇动脉

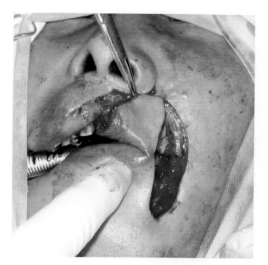

图 4-5-2-3　下唇类矩形瓣旋转后

将制备好的下唇类矩形瓣向上旋转 180°，用于修复上唇缺损

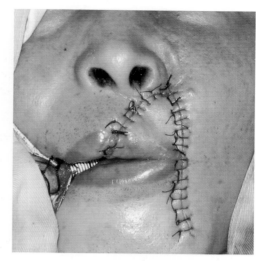

图 4-5-2-4　分层缝合后

将黏膜、肌肉及皮肤分别对位缝合，确保唇红缘对位良好

典型病例一：见图 4-5-2-5，图 4-5-2-6。

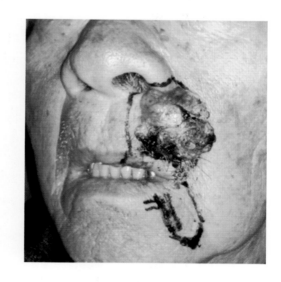

图 4-5-2-5　左侧上唇癌，手术切口设计图

此为老年男性左上唇癌患者，扩大切除后缺损范围接近上唇宽度的 1/2，设计下唇类矩形瓣一期修复，宽度约为上唇缺损宽度的 1/2

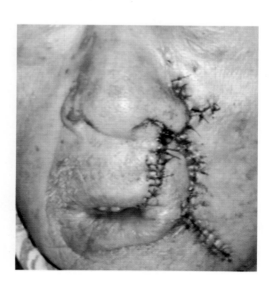

图 4-5-2-6　拆线前

上唇缺损顺利修复，但患者口角变小，需二次口角开大术

典型病例二:见图4-5-2-7～图4-5-2-9。

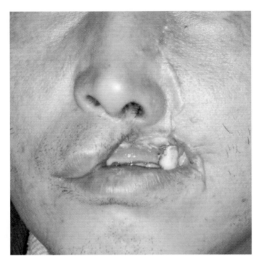

图 4-5-2-7　外伤后左上唇缺损
左上唇缺损,局部瘢痕形成,修复重建难度较大

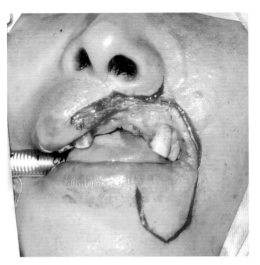

图 4-5-2-8　下唇类矩形瓣修复左上唇缺损设计
术中标记设计左下唇类矩形瓣,用以修复左上唇缺损

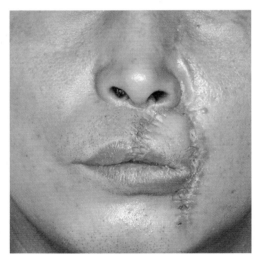

图 4-5-2-9　术后半个月
利用下唇类矩形瓣成功修复左上唇缺损,效果良好

三、注意事项

1. 术前下唇类矩形瓣的宽度设计时需参考上唇缺损的宽度,一般为上唇缺损宽度的1/2,这样有利于缺损修复后上下唇的宽度比例协调。

2. 下唇类矩形瓣制备时,下唇靠近中线处纵行切口止于唇红缘,以此为蒂,在制备过程中要十分小心,保护蒂部包含的下唇动脉。

3. 该组织瓣修复上唇缺损后,患者口角容易出现歪斜畸形,必要时需二次手术修整。

第三节 上唇正中缺损交叉唇瓣修复
Lower lip flap for median upper lip defect

一、适应证

1. 上唇因外伤或肿瘤切除后形成的类三角形缺损，宽度约为上唇宽度的 1/2 左右，缺损居中。
2. 缺损为皮肤、肌肉、黏膜在内的全厚组织。
3. 上唇恶性肿瘤切除者，缺损做一期修复时，快速病理切片之切缘必须阴性。

二、手术方法及步骤

此法即 Abbe 手术，这是一种适合于上、下唇居中，缺损 1/2 左右的修复方法。用于修复上唇缺损时的方法：在与上唇缺损对应的下唇中部切取一与缺损形态相似的唇组织瓣，宽度约为上唇缺损宽度的 1/2，在红唇缘处保留唇动脉，先缝合下唇，再将唇瓣旋转 180° 修复上唇缺损，并分层缝合。21 天后二次手术断蒂修整。

手术步骤实例： 见图 4-5-3-1～图 4-5-3-4。

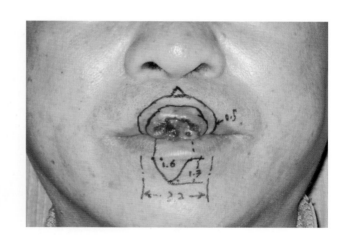

图 4-5-3-1 手术切口示意图
设计上唇肿瘤（唇癌）切除范围，此例边界清楚，故取 0.5cm 以上安全边界，否则需更大的安全边界，并据此设计正中对偶下唇瓣

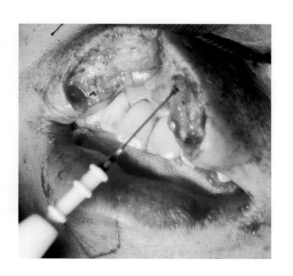

图 4-5-3-2 上唇癌扩大切除
安全边界外进行扩大切除，标本送病理科做切缘的快速病理检查

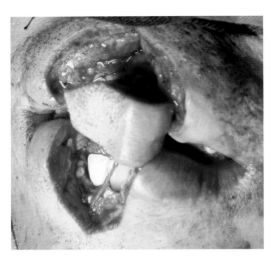

图 4-5-3-3　正中对偶下唇瓣的制备

根据上唇缺损范围及术前设计，制备对偶下唇瓣，保留部分红唇黏膜及血管蒂。说明：下唇动脉有时变异较大，切开皮肤黏膜后，肌肉内仔细查找血管，不要轻易切断与皮瓣相连的血管。该例患者血管解剖出现异常

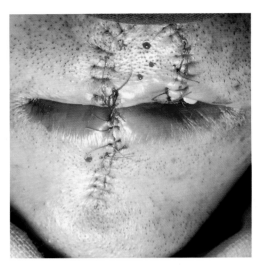

图 4-5-3-4　对偶下唇瓣旋转修复上唇缺损

将制备好的下唇瓣向上旋转，用于修复上唇缺损，将黏膜、肌肉及皮肤分别对位缝合，确保唇红缘对位良好。21 天后断血管蒂

典型病例：见图 4-5-3-5，图 4-5-3-6。

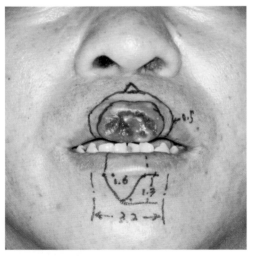

图 4-5-3-5　上唇癌术前设计图

此例下唇瓣的设计偏小，实际手术中稍加大了一些

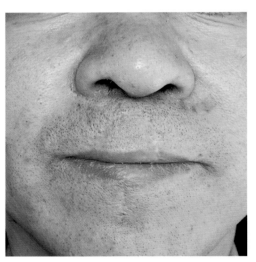

图 4-5-3-6　术后 21 个月

唇部外形十分理想，功能良好

三、注意事项

1. 术前应做好充分的设计，预估上唇局部缺损的大小及范围，并据此设计下唇组织瓣，其宽度约为上唇缺损宽度的 1/2，在制备前应做好测量，这样有利于术后上下唇比例的协调。

2. 术中在红唇缘处应仔细分离，保留唇动脉，保护带血管的蒂部组织，因此在制备过程中要十分小心。

3. 该组织瓣修复上唇缺损后，一般于术后 3 周行二次手术断蒂。期间患者如果用力张口可能导致血管蒂扯断，注意防护。

第四节　双蒂鼻唇沟瓣修复上唇一侧缺损
Pedicled naso-labial groove flap for unilateral upper lip defect

一、适应证

1. 上唇偏一侧因外伤或肿瘤切除后形成的局部缺损，形态为椭圆或圆形，宽度约为上唇宽度的 1/3～1/2 左右。

2. 缺损为皮肤、肌肉，但不包含内侧黏膜时效果更佳，若含有内侧黏膜缺损，则需结合内侧黏膜转瓣。

3. 上唇恶性肿瘤切除者，缺损做一期修复时，快速病理切片之切缘必须阴性。

二、手术方法及步骤

首先于唇缺损同侧鼻唇沟处设计相应大小的组织瓣，保留组织瓣上下极之面动脉的分支内眦动脉或上唇动脉，沿动脉向皮岛外潜行分离 0.5～1cm，可形成双动脉蒂的鼻唇沟岛状瓣。若组织瓣与缺损部位距离较远，则可将组织瓣上极的动脉蒂离断，仅保留下极供血动脉，组织瓣亦可成活。皮瓣下方保留部分表情肌肌蒂，转移修复同侧唇缺损，缺损唇红可由口内黏膜转移修复（图4-5-4-1）。

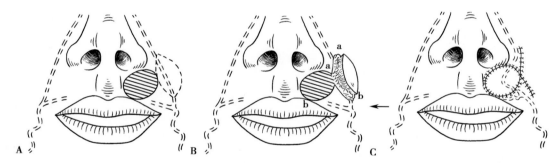

图 4-5-4-1　手术方法示意图

a. 根据缺损大小及形状，设计相应的双蒂鼻唇沟岛状瓣　b. 分离该岛状瓣上下极的供血动脉，使皮瓣可顺利旋转至缺损处　c. 岛状瓣顺利修复上唇缺损后效果

手术步骤实例：见图 4-5-4-2～图 4-5-4-7。

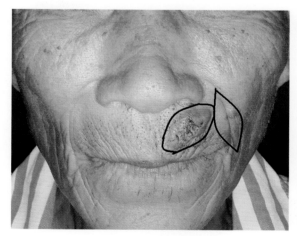

图 4-5-4-2　手术切口示意图

设计上唇肿瘤切除范围，并据此设计双蒂鼻唇沟瓣

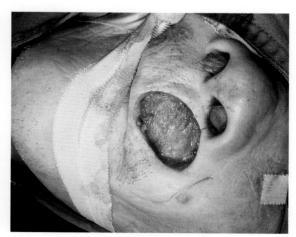

图 4-5-4-3　肿瘤扩大切除

根据肿瘤的形态，扩大切除后形成椭圆形创面

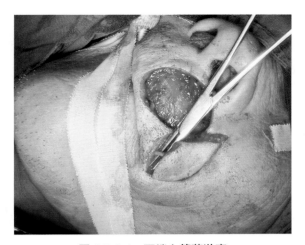

图 4-5-4-4 下端血管蒂游离

皮瓣的皮肤切开后仔细寻找血管蒂,图示下端的血管蒂游离出来

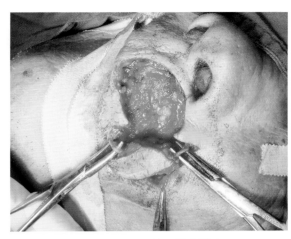

图 4-5-4-5 双端血管蒂游离

两端的血管蒂都已经游离,此时皮瓣切口向深部切开肌肉层,在肌肉层下方潜行分离,皮瓣即可自由移动

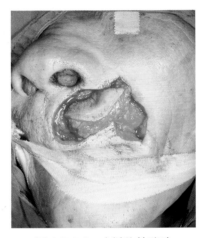

图 4-5-4-6 皮瓣旋转移动

皮瓣旋转并且移动至缺损区

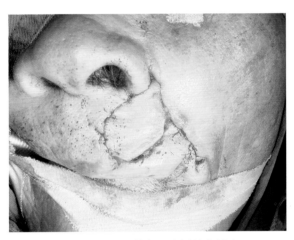

图 4-5-4-7 双蒂鼻唇沟瓣就位缝合

鼻唇沟瓣完全就位后

典型病例一: 见图 4-5-4-8,图 4-5-4-9。

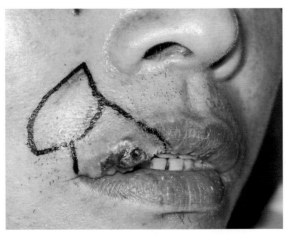

图 4-5-4-8 右侧上唇癌,手术切口设计图

此为右侧上唇癌患者,切除后缺损范围包括红唇黏膜组织及白唇皮肤组织,设计附近的双蒂鼻唇沟瓣进行一期修复

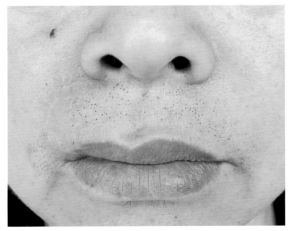

图 4-5-4-9 术后 6 个月

术后 6 个月复查,右上唇缺损处外形恢复满意

典型病例二：见图4-5-4-10。

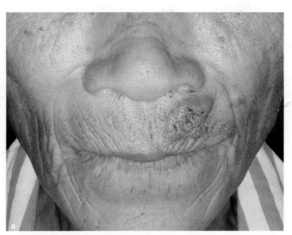

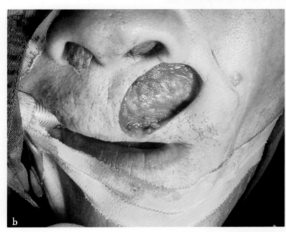
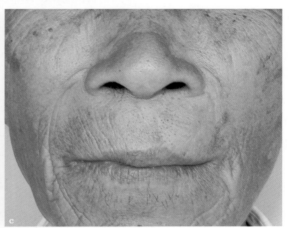

图4-5-4-10　双蒂鼻唇沟皮瓣修复左侧上唇缺损
a. 左上唇肿瘤　b. 扩大切除后　c. 术后2年复查

三、注意事项

1. 鼻唇沟瓣一般设计成叶状或类椭圆形为宜，长轴与鼻唇沟沟纹重叠，这样可使得供区组织缝合后外观影响较小。

2. 鼻唇沟瓣制备时需保护供血血管，用以旋转修复相应缺损时也应该防止过度扭转受压导致组织瓣供血不足，在不影响组织瓣旋转就位的前提下，必要时可尝试保留供血动脉的近远中部分，形成双蒂皮瓣，更有利于皮瓣成活。

3. 鼻唇沟瓣制备时有时并不切取其内侧对应的口腔黏膜，因此无法较好地提供唇红组织的修复，必要时可利用周围口腔黏膜组织旋转修复。

第五节　双侧滑行瓣修复上唇缺损
Bilateral sliding flaps for upper lip defect

一、适应证

1. 上唇因外伤或肿瘤切除后形成的局部缺损，宽度约为上唇宽度的1/2左右。
2. 缺损为皮肤、肌肉、黏膜在内的全厚组织。

3. 上唇恶性肿瘤切除者，缺损做一期修复时，快速病理切片之切缘必须阴性。

二、手术方法及步骤

该方法与其中一种下唇缺损的修复方式类似，即本篇第三章中基于 Bernard 方法的下唇缺损修复改良术式。首先将上唇病变组织及周围部分正常组织一并切除，形成矩形缺损，切除双侧鼻唇沟处附加的三角形切口，作为双侧的滑行瓣的辅助切口，切除三角形区内组织，将两侧滑行瓣向内牵拉靠近，关闭上唇矩形缺损区域，分别对位缝合各创口。

手术步骤实例： 见图 4-5-5-1～图 4-5-5-3。

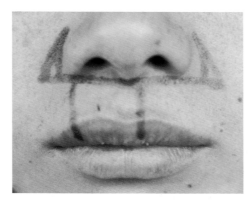

图 4-5-5-1　手术切口示意图
右上唇肌肉内恶性肿瘤。术前设计上唇的矩形切除区域及双侧滑行瓣

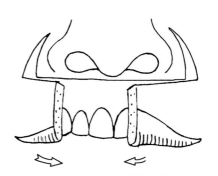

图 4-5-5-2　双侧滑行瓣的制备示意图
切除部分上唇，形成矩形缺损。同时切除双侧鼻唇沟处三角形辅助切口，形成双侧滑行瓣

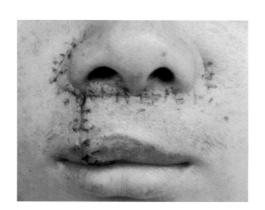

图 4-5-5-3　上唇缺损修复后
将双侧滑行瓣牵拉对位缝合，关闭上唇缺损

三、注意事项

1. 两侧鼻唇沟处设计附加三角形，三角形侧边切口可设计成类似于鼻唇沟的弧形，使术后疤痕基本与术前鼻唇沟纹一致，以减少对美观影响。三角形底边与鼻底平行，滑行后缝合切口在鼻底处，较为隐秘。

2. 对于不规则缺损者，建议在尽可能多保留唇组织的情况下修整成矩形，这样有利于滑行瓣的滑行与修复，术后也更为美观。

3. 由于软组织本身有一定的延展性，因此双侧鼻唇沟处附加三角形底边小于上唇缺损宽度的 1/2 即可，若肿瘤切除后，两侧唇颊组织瓣如果向中线靠拢张力很大，则可考虑两侧的附加三角形加大。

第六节　扇形组织瓣修复一侧上唇缺损
Fan-shaped tissue flap for unilateral upper lip defect

一、适应证

1. 上唇因外伤或肿瘤切除后形成的局部缺损，宽度为上唇宽度的 2/3 以上者。
2. 缺损为皮肤、肌肉、黏膜在内的全厚组织。
3. 上唇恶性肿瘤切除者，缺损做一期修复时，快速病理切片之切缘必须阴性。

二、手术方法及步骤

该方法首先将上唇病变组织及周围部分正常组织一并切除，形成相对较大范围的上唇组织缺损。设计含唇颊组织的扇形组织皮瓣，用以修复上唇缺损。此组织瓣的蒂部含来自面动脉分支的供血血管，血流来自对侧下唇。该类皮瓣术后常遗留小口畸形和不对称畸形的并发症（图 4-5-6-1～图 4-5-6-5）。

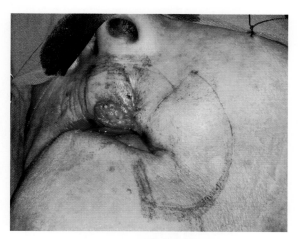

图 4-5-6-1　单侧扇形瓣设计
左上唇癌扩大切除，缺损接近 2/3。利用唇颊组织扇形瓣进行修复

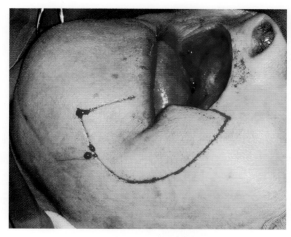

图 4-5-6-2　肿瘤切除
上唇肿瘤扩大切除后

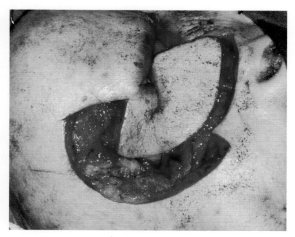

图 4-5-6-3　扇形组织瓣旋转移动
扇形瓣向缺损区旋转，黏膜已经缝合

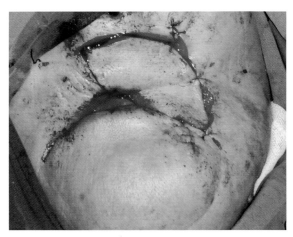

图 4-5-6-4 扇形组织瓣就位后
扇形瓣向缺损区旋转就位后,肌肉层已经缝合

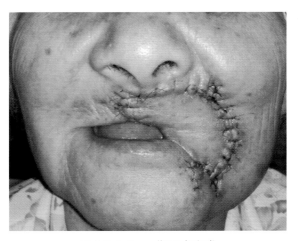

图 4-5-6-5 一期手术完成
拆线前,扇形组织瓣血供良好。但是遗留明显的小口畸形和不对称畸形。需要二期手术改善外观

三、注意事项

1. 扇形组织瓣制取时,下唇纵行切口止于唇红缘,注意保留蒂部血管,这是后期皮瓣是否成活的关键。在缝合等手术过程中也要防止蒂部组织过度扭转受压。

2. 该术式由于切取组织较大,张力较大,且全层切透口内黏膜,因此,在缝合关闭创口时需严密分层缝合,先缝合关闭口内黏膜创口。在缝合时,也要注意肌层的对位、贴合。

3. 唇瓣蒂部应防止扭曲、受压,且缝合应松紧适宜,同时应避免死腔形成。若转瓣后出现张力过大,建议另行辅助小切口减少张力。术后拆线延期至 10 天左右开始间断拆线。

4. 术后一般容易出现小口畸形、口角圆钝等问题,一般通常在扇形瓣修复至少 3~4 周以后,行双侧口角开大术,进行二期修整,以解决修复后口裂较小、口角圆钝等问题。

第七节 扇形组织瓣致口裂过小的二期修复
Second phase repairing of microstome

一、适应证

1. 适用于扇形组织瓣修复上唇缺损后,局部口裂过小、口角畸形者。

2. 扇形组织瓣修复后 6 个月左右口角开大效果较好。最短不得少于 3 周。

二、手术方法及步骤

在患者口角畸形的皮肤处,参考健侧口角位置,设计患侧口角拟达到的理想位置,通常是在瞳孔的垂线上。并以此设计一个三角形皮肤切除区,该三角形切除区仅仅切除皮肤及部分皮下组织,然后根据口裂水平线全层切开该三角形区域,包括内侧唇颊部黏膜。将切开的上下唇口腔黏膜分别向外旋转与上下唇各自皮肤创口对位缝合,从而达到扩大口角的目的。必要时需要在黏膜下潜行分离以减少张力(图 4-5-7-1~图 4-5-7-5)。

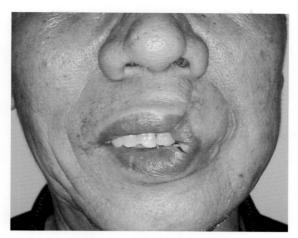

图 4-5-7-1　扇形瓣术后 10 个月
左上唇癌扩大切除，扇形唇颊组织瓣修复术后，可见小口
畸形和不对称畸形

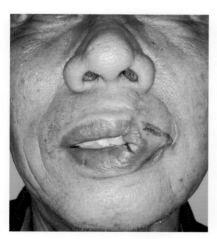

图 4-5-7-2　切口设计
参照对侧唇红缘及口角的位置，画出手术切口线

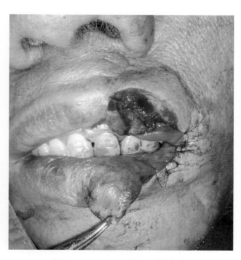

图 4-5-7-3　下唇红缘恢复
切除三角形内的皮肤，皮下组织，及部分肌肉。下唇黏膜
潜行分离、修整后与皮肤切缘对位缝合

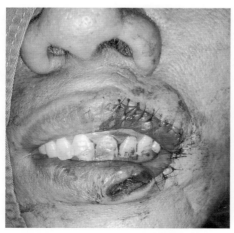

图 4-5-7-4　上唇红缘恢复
上唇唇红黏膜潜行分离并修整后，与皮肤切缘对位缝合

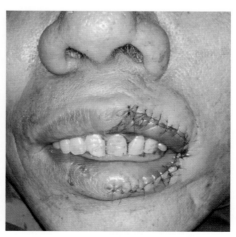

图 4-5-7-5　上下唇黏膜缝合完成
上下唇黏膜修整并对位缝合后

典型病例：见图 4-5-7-6～图 4-5-7-8。

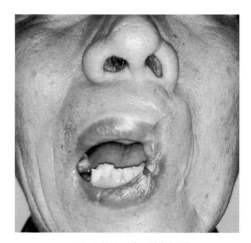

图 4-5-7-6　扇形瓣术后
左上唇癌切除，扇形唇颊组织瓣修复术后，可见小口畸形和张口受限

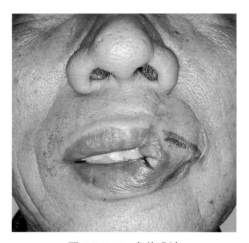

图 4-5-7-7　术前设计
参照健侧口角进行切口设计

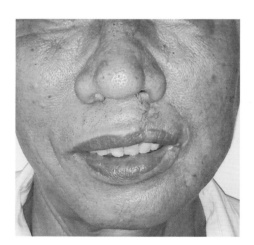

图 4-5-7-8　口角开大术后
术后 3 个月复查，两边对称，功能正常

三、注意事项

1. 术前设计时应精确测量，根据患者健侧口角的位置，画出患侧口角及唇红缘。新形成的患侧口角应与健侧口角相对称。

2. 注意切除口角处外部组织时，仅仅切除皮肤及部分皮下组织，保留肌层及口腔黏膜组织，然后根据口裂水平线全层切开该三角形区域，并将其分为上、下唇两部分。

3. 唇颊部口腔黏膜应充分保护，外翻后形成新的唇红组织，且需与原正常唇红组织保持较好的延续性。

（赵文权　刘建华）

第六章

各种不规则唇缺损修复术

Reconstruction of irregular lip defects

第一节　唇、鼻广泛良性肿瘤（神经纤维瘤）切除及修复
Repairing after broad nasolabial tumor resection

一、适应证

唇部或唇鼻部广泛的良性肿瘤，如神经纤维瘤，激光、药物及激素等治疗效果不理想的患者。

二、手术方法及步骤

对于不规则唇缺损的修复，设计相对较为灵活，通常根据患者情况进行个性化设计。手术切除时应尽可能保留正常的皮肤、黏膜及肌肉，设计时需充分利用两侧的鼻唇沟组织进行滑动及组织瓣的转移，两侧鼻唇组织切除组织约为缺损组织 1/2～2/3 左右，通常鼻唇瓣的切除以患侧为主，病变范围较大时有时需健侧作鼻唇瓣的切除，从而保持中线的不偏移和两侧组织的对称，最终达到较理想的手术效果。

以一例鼻唇部广泛的神经纤维瘤患者为例，病变严重影响患者外形，直接切除、拉拢必然导致严重的畸形及颜面部不对称。

手术方法：

1. 手术设计切除双侧鼻唇沟部分组织，确保原发病变切除后健侧与患侧上唇高度保持一致。
2. 鼻底水平辅加切口，确保上唇软组织瓣的自由滑行，鼻小柱和两侧鼻孔基本对称。
3. 病变切除时应尽可能保留正常组织，包括皮肤、黏膜和肌肉组织。
4. 充分减张后分层缝合黏膜、肌肉和皮肤。

手术步骤实例：见图 4-6-1-1～图 4-6-1-7。

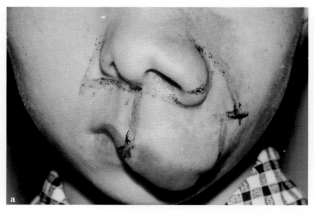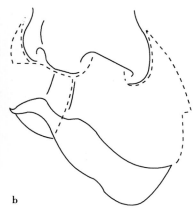

图 4-6-1-1　鼻唇部广泛神经纤维瘤手术切口设计
a. 正面观　b. 示意图

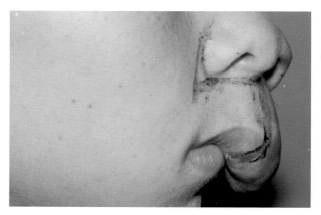 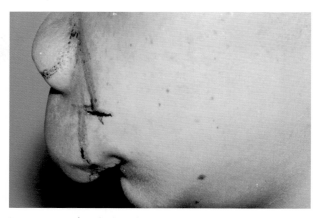

图 4-6-1-2　鼻唇部广泛神经纤维瘤手术切口设计（右侧面观）　　　图 4-6-1-3　鼻唇部广泛神经纤维瘤手术切口设计（左侧面观）

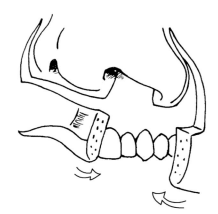

图 4-6-1-4　肿瘤切除及附加切口完成示意图

示意肿瘤切除后缺损及皮瓣旋转方向

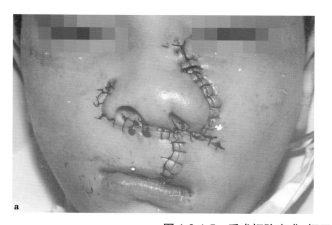 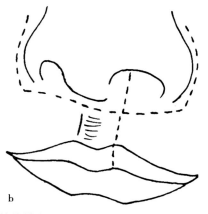

图 4-6-1-5　手术切除完成，切口拉拢缝合

a. 正面观　b. 示意图；先缝合黏膜和肌肉，然后进行皮肤的对位缝合

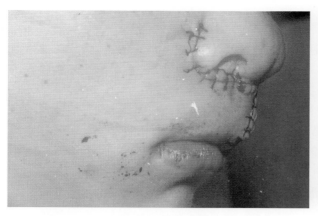

图 4-6-1-6　手术切除完成，切口拉拢缝合（右侧面观）

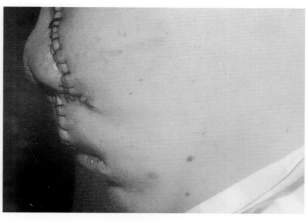

图 4-6-1-7　手术切除完成，切口拉拢缝合（左侧面观）

典型病例： 见图 4-6-1-8。

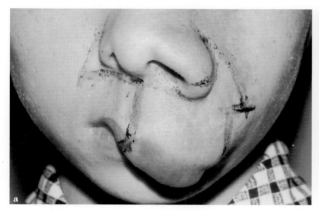

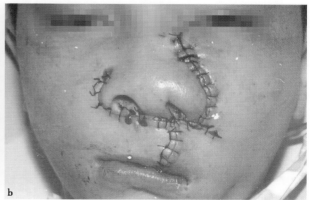

图 4-6-1-8　手术前后照片

a. 鼻唇部广泛神经纤维瘤术前切口设计。左鼻翼过大，基底部需切除部分　b. 广泛切除并且拉拢缝合后，上唇外形基本恢复，左鼻孔也缩小

三、注意事项

1. 术前设计时要预估缺损大小及范围，充分利用缺损两侧剩余鼻唇沟组织进行滑行。
2. 健、患侧鼻唇沟三角底边与鼻翼基底平行。
3. 在病变两侧采用直线切除，并使两侧直线长度相近且与健侧上唇高度相似。
4. 注意保持健、患侧鼻孔对称。
5. 肿瘤无法完全切除的情况下，术中出血会很多。需要备血。

第二节　上唇癌（近口角）不规则切除及修复
Upper lip repairing after irregular resection due to carcinoma

一、适应证

1. 上唇肿瘤切除后缺损形态不规则者
2. 缺损为皮肤、肌肉、黏膜在内的全厚组织
3. 上唇恶性肿瘤切除者，缺损做一期修复，手术切缘阴性

二、手术方法及步骤

这是一种适合上唇肿瘤近口角切除后缺损形态不规则者。对于一些上唇近口角不规则肿瘤,通常对原发肿瘤行类矩形切除,随后在缺损下方平口角制备一个三角形组织瓣,三角瓣大小根据矩形瓣缺损大小估计,通常约为缺损的1/2。制备三角瓣时需注意保护下唇动脉。

1. 手术设计　沿肿瘤外安全距离作类矩形切除。沿矩形缺损下方制备三角形组织瓣。

2. 根据病变范围,在肿瘤外做类矩形切除,上至鼻底下方;下方一般与口角平齐。

3. 以从矩形缺损外侧缘为顶点,至口角或下唇口角稍内侧为底边,制备一个倒三角形组织瓣。

4. 顺时针旋转三角形组织瓣约180°至类矩形缺损。

5. 按三角形向对应的边,分别缝合。下唇的三角形缺损则直接拉拢缝合。

手术步骤实例: 见图4-6-2-1～图4-6-2-4。

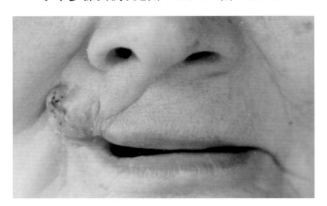

图4-6-2-1　右上唇腺癌术前图片
图示右上唇肿瘤位置及大小

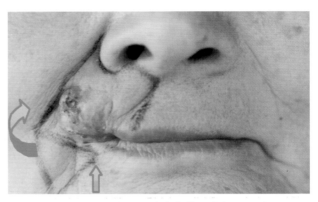

图4-6-2-2　右上唇腺癌术前手术切口设计
直箭头示血管蒂位置,弯箭头示皮瓣旋转方向

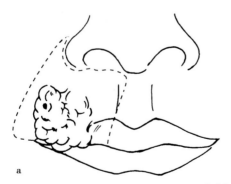

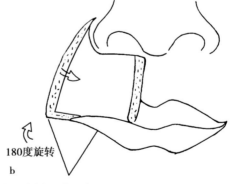

180度旋转

图4-6-2-3　肿瘤切除及皮瓣设计示意图
a. 示意肿瘤扩大手术切口设计　b. 示意手术缺损及旋转皮瓣设计

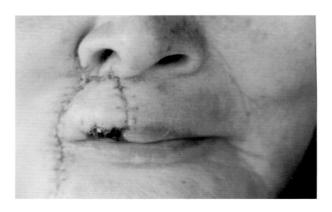

图4-6-2-4　术后1周切口愈合情况
切口完全拉拢缝合,愈合良好,上唇外形基本满意

典型病例：见图 4-6-2-5。

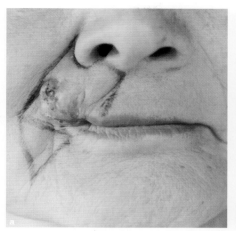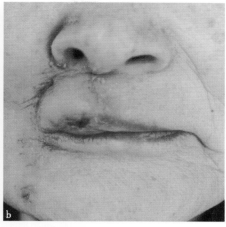

图 4-6-2-5 右上唇腺癌不规则切除术前术后

a．术前不规则切口及旋转皮瓣设计，其中下唇外侧三角形皮瓣顺时针方向旋转，填补上唇缺损　b．术后 1 个月复查

三、注意事项

1．手术在保证完整切除肿瘤的前提下，术前应做好充分设计，预估上唇局部缺损的大小及范围，并据此设计下唇组织瓣，其宽度约为上唇缺损宽度的 1/2，在制备前应做好测量，这样有利于术后上下唇比例的协调。

2．下唇靠近中线处纵形切口止于唇红缘，手术需注意保护下唇动脉，对皮瓣的成功至关重要，在蒂部切口达唇红与皮肤交界处，向深部钝分离找出下唇动脉并保护之。皮瓣的存活全靠蒂部的血供。蒂部的唇动脉周边应该带有部分的肌肉组织。

3．术后患者若出现口角歪斜等畸形，必要时需二次手术修整。

第三节　舌黏膜瓣修复全下唇红缺损
Repairing lower lip total vermilion defect with lingual mucosa

一、适应证

1．下唇黏膜广泛病变，未累犯肌层和皮肤者
2．缺损主要累犯黏膜，可保留肌肉及皮肤者
3．舌体黏膜正常者

二、手术方法及步骤

对于涉及下唇黏膜的广泛病变，通过手术切除后遗留创面可采用舌背边缘黏膜修复，并可获得近似于正常下唇黏膜的良好效果。

1．切除下唇黏膜病变。

2．根据切除后所造成的缺损，于舌背前 1/3 沿舌缘作一弧形切口，长度与下唇缺损黏膜相近。切开黏膜，在肌层上方将黏膜潜行分离掀起，制备成舌瓣。

3．将舌瓣与下唇缺损对位缝合。

4．3 周后，将舌瓣断蒂，遗留的舌创面直接拉拢缝合，下唇修整外形后缝合。

手术步骤实例一:见图 4-6-3-1~图 4-6-3-8。

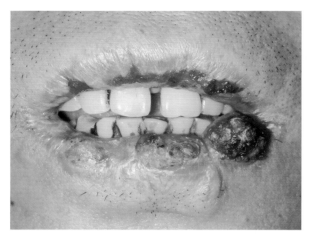

图 4-6-3-1 下唇高分化鳞癌术前
下唇唇红黏膜广泛病变伴局灶癌变,病变局限

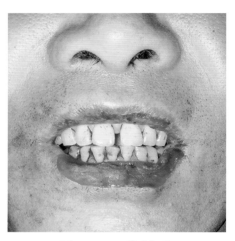

图 4-6-3-2 肿瘤切除
下唇唇红肿瘤切除,形成唇红全部及部分皮肤缺损,肿瘤基底较浅

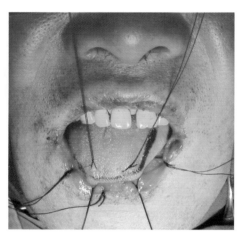

图 4-6-3-3 舌瓣设计
根据下唇唇红缺损,设计舌瓣,形成弧形切口

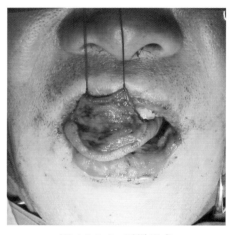

图 4-6-3-4 舌瓣形成
舌瓣设计完成并掀起舌瓣,舌瓣下方为舌肌层

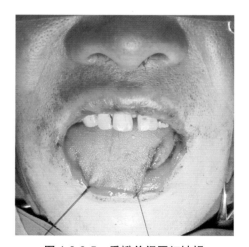

图 4-6-3-5 舌瓣关闭唇红缺损
先将舌切口下方舌腹黏膜与下唇黏膜对位缝合。然后将舌瓣与下唇皮肤切缘对位缝合

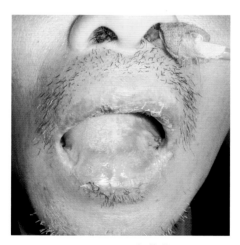

图 4-6-3-6 断蒂前
术后 3 周,断蒂前舌瓣愈合良好,形态良好

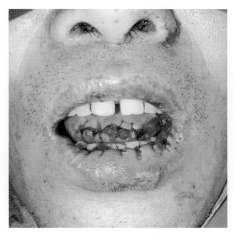

图 4-6-3-7　断蒂后
术后 3 周断蒂，舌瓣创口对位缝合，舌体运动良好

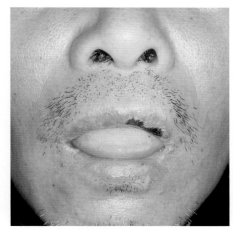

图 4-6-3-8　术后复查
术后舌运动正常，下唇唇红形态恢复良好

手术步骤实例二：见图 4-6-3-9～图 4-6-3-16。

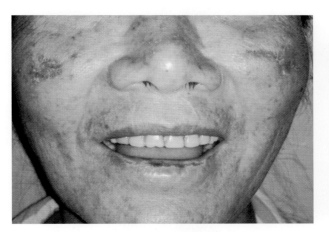

图 4-6-3-9　下唇红斑狼疮局部癌变术前图

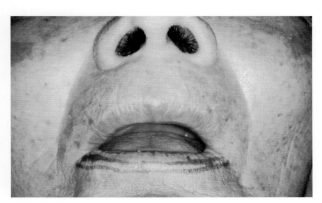

图 4-6-3-10　切口设计
设计病变周围 3mm 正常组织外为安全边界，切除部分皮肤

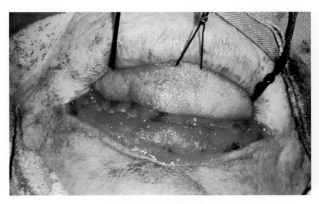

图 4-6-3-11　肿瘤及下唇黏膜全切除，并设计舌瓣
肿瘤切除后形成下唇唇红缺损，同时根据下唇唇红缺损设计舌瓣

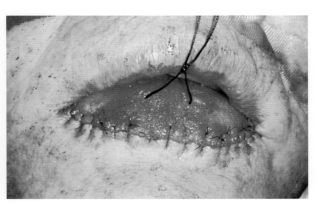

图 4-6-3-12　舌瓣缝合
将舌瓣与唇红对位缝合，关闭缺损，形成唇红

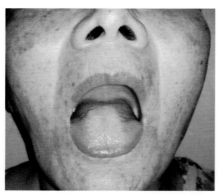

图 4-6-3-13 断蒂前

舌瓣愈合 3 周，断蒂前舌瓣色泽及形态良好

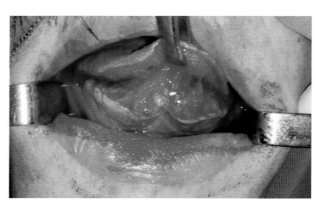

图 4-6-3-14 断蒂

舌瓣断蒂后舌体形态

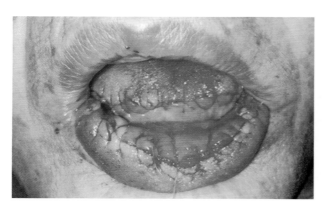

图 4-6-3-15 断蒂后缝合

断蒂后分别关闭唇红及舌体创面

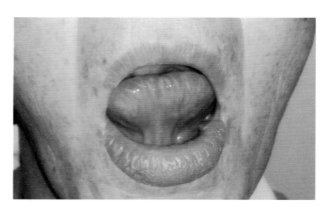

图 4-6-3-16 术后复查

断蒂后 1 个月，唇红形态良好，舌体运动良好

典型病例一：见图 4-6-3-17，图 4-6-3-18。

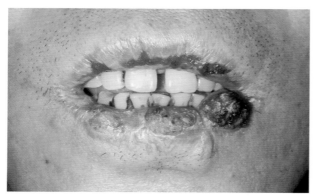

图 4-6-3-17 下唇高分化鳞癌术前

下唇黏膜病变伴局灶癌变，病变广泛

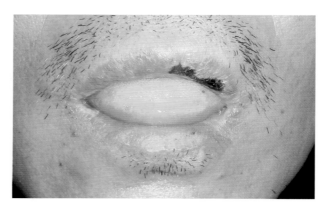

图 4-6-3-18 术后复查

术后舌运动正常，下唇唇红形态恢复良好

典型病例二：见图 4-6-3-19, 图 4-6-3-20。

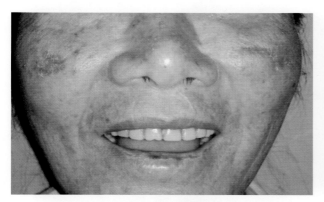

图 4-6-3-19 下唇红斑狼疮局部癌变术前图

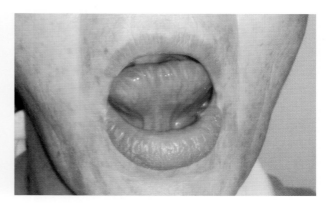

图 4-6-3-20 术后复查

唇红全切除，舌瓣修复，断蒂后 1 个月，唇红形态良好，舌体运动良好

三、注意事项

1．该术式较适用于广泛单纯唇红病变者，且良性为宜，慎用于恶性疾病者。且需术前检查明确舌背黏膜无病变。

2．患者需耐受一定时间（3 周）舌体向前牵拉，并被固定在下唇，对进食及言语功能存在一定影响，术前谈话应征得患者充分理解。

3．舌黏膜颜色与下唇黏膜存在着一定的色差。

4．术中将舌缘弧形切开，形成一舌瓣创面，与下唇处对位缝合时，先将下唇创口内侧边缘与舌瓣下方创缘对位缝合，然后将二者创面贴合覆盖，最后缝合外部创缘，此外部创缘也就是未来的唇红缘。

第四节 舌黏膜瓣修复一侧上、下唇红缺损
Repairing unilateral lower lip vermilion defect with lingual mucosa

一、适应证

适应于病变累及一侧口角及同侧上下唇唇红，可保留部分皮肤及肌肉者。

二、手术方法及步骤

对于涉及病变累及一侧口角及同侧上下唇唇红病变，手术切除后遗留创面的缺损也可采用舌背黏膜修复，并可获得近似于正常下唇黏膜的良好效果。

1．切除黏膜病变。

2．根据切除后所造成的缺损，于舌背前 1/3 沿舌缘作一弧形切口，长度与下唇缺损黏膜相近。切开黏膜，在肌层上方将黏膜潜行分离掀起，制备成舌瓣。

3．将舌瓣与下唇缺损对位缝合。

4．3 周后，将舌瓣断蒂，遗留的舌创面直接拉拢缝合，下唇修整外形后缝合。

手术步骤实例：见图 4-6-4-1～图 4-6-4-8。

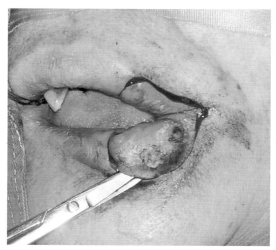

图 4-6-4-1　术前照片及切口设计
下唇鳞癌累及口角及部分上唇唇红，手术切口设计外侧面观

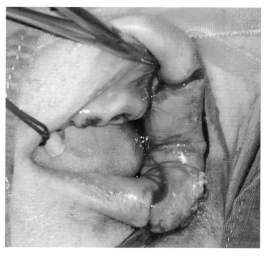

图 4-6-4-2　术前照片及切口设计
下唇鳞癌累及口角及部分上唇唇红，手术切口设计内侧面观

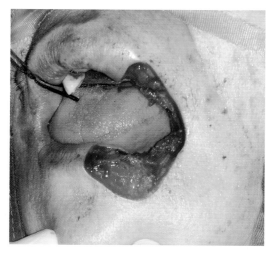

图 4-6-4-3　肿瘤切除
肿瘤切除后，形成上下唇黏膜及口角缺损

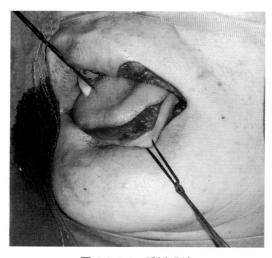

图 4-6-4-4　舌瓣设计
根据缺损长度及形态设计舌瓣，并制备完成

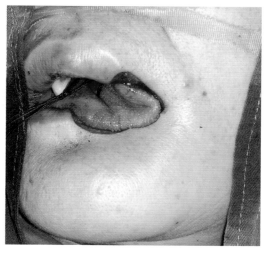

图 4-6-4-5　舌瓣就位
舌腹黏膜切缘与上下唇红黏膜切缘缝合后，舌背黏膜瓣就位

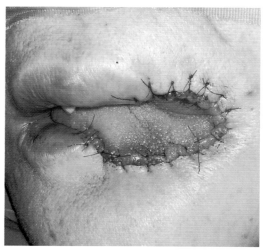

图 4-6-4-6　切口缝合
舌瓣切缘与皮肤切缘缝合

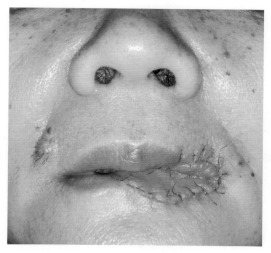

图 4-6-4-7 断蒂前
舌瓣愈合 3 周,断蒂前形态,舌瓣愈合良好

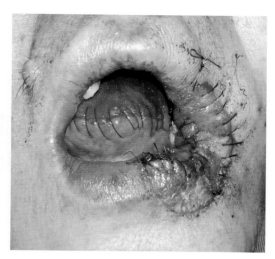

图 4-6-4-8 断蒂后创口缝合
3 周后断蒂,创面对位缝合

典型病例:见图 4-6-4-9,图 4-6-4-10。

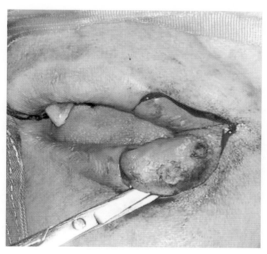

图 4-6-4-9 术前照片及切口设计
下唇鳞癌累及口角及部分上唇唇红,手术切口设计外侧面观

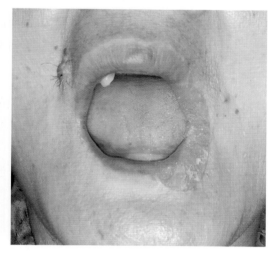

图 4-6-4-10 术后复查
断蒂后 2 个月复查,舌瓣愈合良好,唇红形态良好,舌体运动功能正常。下唇红多余部分可二期修复

三、注意事项

1. 该术式较适用于单纯唇红病变者,且良性为宜,慎用于恶性疾病者。且术前检查明确舌背黏膜无病变。

2. 患者需耐受一定时间(3 周)舌体向前牵拉,并被固定在下唇,对进食及言语功能存在一定影响,术前谈话应征得患者充分理解。

3. 舌黏膜颜色与下唇黏膜存在着一定的色差。

4. 术中将舌缘弧形切开,形成一舌瓣创面,与下唇处对位缝合时,先将下唇创口内侧边缘与舌瓣下方创缘对位缝合,然后将二者创面贴合覆盖,最后缝合外部创缘,此外部创缘也就是未来的唇红缘。

(黄 旭 刘建华)

第七章

唇缺损的复合组织瓣整复术

Reconstruction of lip defects with composite tissue flaps

第一节　一侧滑行瓣加对偶唇组织瓣修复

Unilateral sliding flap combined with double cross flap for larger lip defect

一、适应证

1. 上、下唇因外伤或肿瘤等原因,缺损达到唇宽度的 1/2～2/3。
2. 若为恶性肿瘤切除所致缺损,需行术中病理以确保切缘阴性。
3. 缺损可包括皮肤、肌肉、黏膜在内的全厚唇组织。

二、手术方法及步骤

虽然单纯交叉瓣(Abbe 瓣或 Estlander 瓣)可以修复不超过 1/2 的唇缺损,但当缺损超出此范围,将很难以该法修复。此时,若缺损长度未超过原长的 2/3,可以用交叉瓣结合滑行瓣进行修复。大部分缺损类型可选用 Abbe 瓣结合一侧滑行瓣,但该瓣需要二次断蒂手术。对于口角缺损类型,可以采用 Estlander 瓣结合一侧滑行瓣,避免二次断蒂手术,且在皮瓣旋转后获得新的口角。

手术示意图:见图 4-7-1-1～图 4-7-1-3。

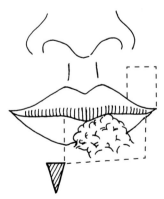 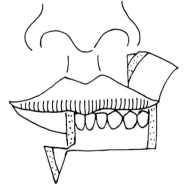 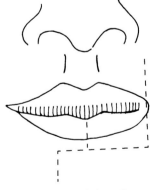

图 4-7-1-1　切口设计图	图 4-7-1-2　肿块切除	图 4-7-1-3　缝合后效果
肿瘤切除后可造成偏一侧下唇缺损,在左上唇按照下唇缺损的 1/2 宽度设计 Estlander 瓣,下唇缺损的右下方设计一个三角形切口,以形成右下唇滑行瓣	示意下唇方块切除后,右下方三角形内容物也切除,左上方 Estlander 瓣形成	右下唇滑行瓣向左移动,左上方 Estlander 瓣顺时针方向旋转并填空于下唇缺损区。Estlander 瓣供区的缺损直接拉拢缝合

手术步骤实例：见图 4-7-1-4～图 4-7-1-6。

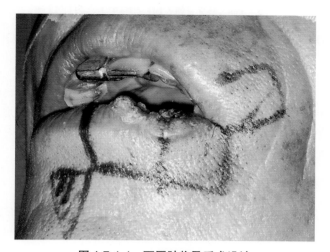

图 4-7-1-4　下唇肿物及手术设计

左下唇肿瘤在安全边界以外切除。Estlander 瓣的宽度为缺损的 1/2。滑行瓣的附加三角形切除的宽度也为缺损的 1/2

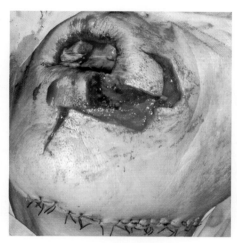

图 4-7-1-5　肿物切除，交叉瓣形成

Estlander 瓣的黏膜切口已经与右下唇滑行瓣的黏膜切口对位缝合

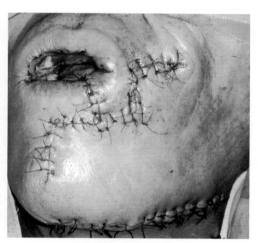

图 4-7-1-6　缝合后效果

手术完成。颈部切口为淋巴清扫切口

三、注意事项

1. 肿瘤切除时要保证安全边界，一般以至少 5mm 为宜。若肿瘤累及口角，要在考虑修复后外形的同时确保切除完整。术中快速病理切片是必要的。

2. 制备交叉瓣是手术成功的关键，上唇纵行切口止于唇红缘，应注意保留蒂部血管，这是后期皮瓣是否成活的关键。在缝合等手术过程中也要防止蒂部组织过度扭转受压。

3. 制备交叉瓣时全层切透口内黏膜，因此，在缝合关闭创口时需严密分层缝合，先缝合关闭口内黏膜创口，同时也要注意肌层的对位、贴合。

4. 术后一般容易出现小口畸形、口角圆钝等问题，通常在扇形瓣修复至少 3～4 周以后，行双侧口角开大术，进行二期修整，以解决修复后口裂较小、口角圆钝等问题。

第二节　双侧滑行瓣加对偶唇组织瓣修复
Bilateral sliding flaps combined with double cross flap for larger lip defect

一、适应证

1. 上、下唇因外伤或肿瘤等原因，缺损超过原来的 2/3。恶性肿瘤切除后造成的缺损，若需行一期修复，术中必须行快速病理检查，以确保肿瘤切除的彻底性。

2. 缺损包括皮肤、肌肉、黏膜在内的全厚唇组织。

二、手术方法及步骤

Abbe 瓣原指以下唇组织修复上唇时，但广义 Abbe 瓣也可用上唇组织补下唇。大部分缺损类型可选用 Abbe 瓣结合双侧滑行瓣，但 Abbe 瓣需要二次断蒂手术。对于口角缺损类型，可以采用 Estlander 瓣结合滑行瓣，避免二次断蒂手术，且在皮瓣旋转后获得新的口角。

手术示意图：见图 4-7-2-1～图 4-7-2-3。

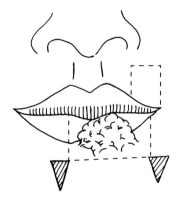

图 4-7-2-1　切口设计
Estlander 瓣设计在左上唇近口角处

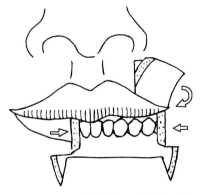

图 4-7-2-2　对偶瓣与滑行瓣的形成
示下唇方块切除，辅助三角切开，上唇对偶瓣旋转前

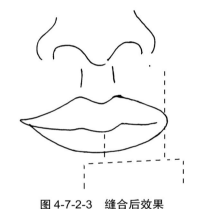

图 4-7-2-3　缝合后效果
下唇两侧滑行瓣向中线靠拢，上唇 Estlander 瓣顺时针旋转至缺损区，对位缝合后

手术步骤实例：见图 4-7-2-4～图 4-7-2-8。

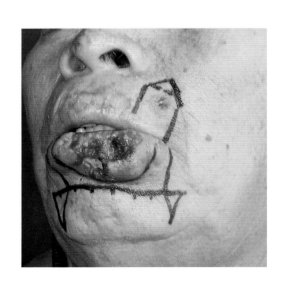

图 4-7-2-4　手术切口设计
对偶瓣宽度不超过下唇缺损宽度的 1/2，肿瘤切除确保 5mm 安全边界。右侧附加三角形稍大些，保证足够的滑行距离。左侧的三角形稍小，因为左半缺损主要靠 Estlander 瓣填空。此处 Estlander 瓣经我们改良，为类矩形。原设计为三角形

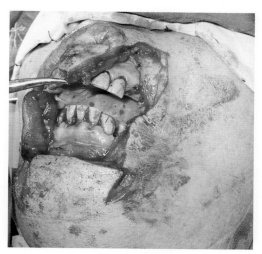

图 4-7-2-5　肿瘤切除后

切除下唇的全层组织，Estlander 瓣重点保护供血动脉

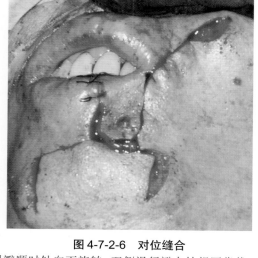

图 4-7-2-6　对位缝合

对偶瓣顺时针向下旋转，双侧滑行瓣向缺损区靠拢，关闭下唇缺损区，切口对位缝合

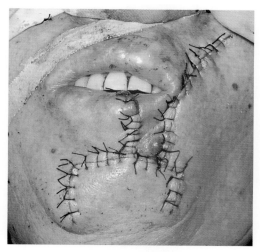

图 4-7-2-7　缝合完成

一期手术完成，左口角向中线移动距离较大。需二期手术开大口角

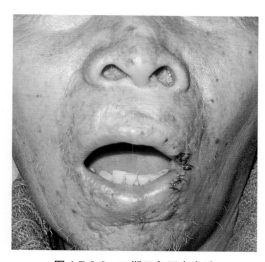

图 4-7-2-8　二期口角开大术后

一期手术后 1 个月左右，可行二期手术开大口角。新的口角定位参照对侧口角

典型病例：见图 4-7-2-9～图 4-7-2-12。

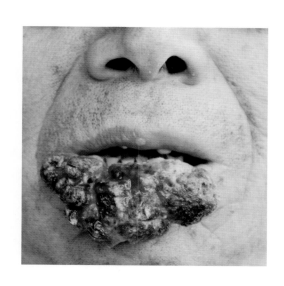

图 4-7-2-9　侵及下唇大部的唇癌

下唇鳞状细胞癌，波及范围已经超过下唇 4/5

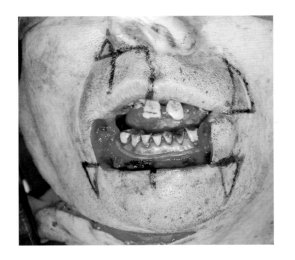

图 4-7-2-10 肿瘤切除后

下唇癌扩大切除＋右颈淋巴清扫后。4 个附加三角形是作双侧的唇颊组织滑行瓣用。右上唇对偶瓣（改良 Abbe 瓣）准备顺时针向下旋转充填部分下唇缺损。血管蒂位于右侧，左侧唇红部完全切断

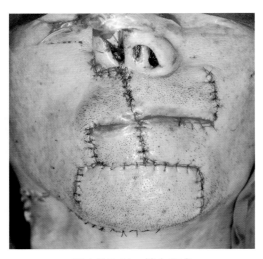

图 4-7-2-11 缝合完成

颈部淋巴清扫完成，唇部创口拉拢缝合后。注意血管蒂在中线处。7 天后间断拆线，14 天全部拆完。血管断蒂不少于 21 天

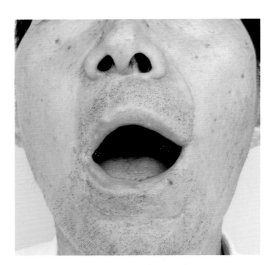

图 4-7-2-12 术后四个月

术后 4 个月复查时，功能基本正常，不需行口角开大术

三、注意事项

1．肿瘤切除时要保证安全边界，一般以不小于 5mm 为宜。若肿瘤累及口角，要在考虑修复后外形的同时确保切除完整。术中快速病理切片是必要的。

2．设计的对偶交叉瓣宽度不超过实际缺损的二分之一，当缺损较大时无法提供足够的交叉瓣宽度，不足部分以双侧滑行瓣补足。

3．交叉瓣制备是手术成功的关键，正确的设计及操作十分重要。不能损伤供血血管蒂，制取皮瓣后可用毛细血管充盈试验检验血供情况。

4．断蒂一般在术后 21 天以上。因此不能耐受张口受限者，如慢性支气管炎患者，不宜采用此法。建议断蒂前先用橡皮筋勒住蒂部观察皮瓣充盈情况，确保侧支循环已形成。

（魏 栋 刘建华）

第八章

全鼻缺损的重建术

Reconstruction of total nasal defect

第一节　美学亚单位原则：鼻部亚单位与面部亚单位
Principle of aesthetic subunit: nose and face subunit

　　传统的鼻再造术强调的是鼻部美学原则。"鼻部美学亚单位原则"指的是："如果缺陷超过一半的鼻部美学区域，整体覆盖修复方式将在美学方面获得更好的效果"。鼻部美学亚单位包括鼻背、两个侧壁、两侧鼻翼、两侧软组织三角区、鼻尖、鼻小柱。例如，外科医生显然是非常不愿意切除正常组织，即使当一个局部的鼻缺损已经超过全鼻一半的面积。然而，根据美学亚单位原则，以一个整体组织去覆盖修复一个亚单位的修复方法从审美观点来看更为可取。由于感知及选择是一个主观的过程，这可能与"我们怎么看？"密切相关。俄罗斯科学家 A.L. Yarbus 发现，观众通过多个观察方式，注视面部的中央特征，如脸部轮廓、光和阴影，很大程度上无视周围。同时，为了在次全或全鼻重建中获得满意的美学效果，面部美容亚单位的原则也应时刻谨记。因为鼻部可被视为是面部各亚单位中的一员。鼻子应根据面部美容亚单位的概念重建。

　　以一位韩国鼻面部肿瘤患者为例：见图 4-8-1-1。

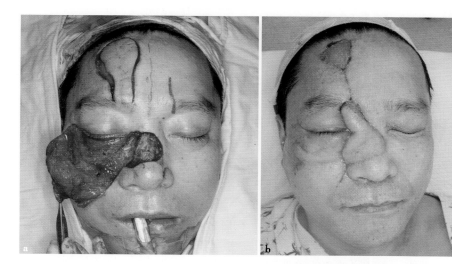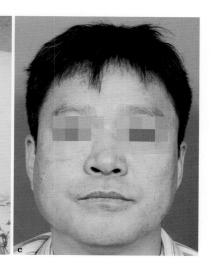

图 4-8-1-1　鼻和面颊 2 个亚单位分开修复
a. 术前：显示了美学亚单位原则的重要性。由于修复的范围是从鼻子到面颊，超过一个美学亚单位，如果用一个皮瓣修复会显得不自然　b. 术后：显示将两个美学亚单位分开修复后的效果更令人满意　c. 最后效果

169

图 4-8-1-2 是一位韩国的鼻上唇动静脉畸形患者。

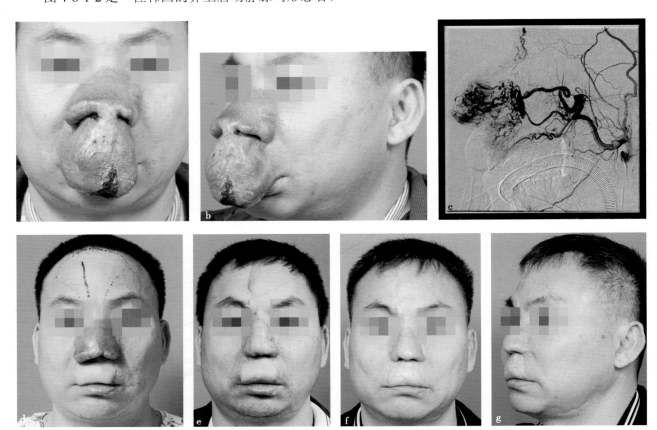

图 4-8-1-2 鼻和上唇 2 个亚单位分开修复

a. 鼻唇动静脉畸形正面照　b. 鼻唇动静脉畸形侧面照　c. 血管造影及选择性血管栓塞　d. 上唇肿瘤切除并且用前臂桡
侧皮瓣修复　e. 鼻肿瘤切除并用额瓣修复，唇红用纹身方法恢复　f. 术后正面照（3 年后）　g. 术后侧面照（3 年后）

第二节　前臂游离皮瓣及额部皮瓣全鼻重建术
Total nose reconstruction by forearm free flap and frontal flap

　　全鼻再造术极具挑战性，各种应考虑的问题包括内衬的修复、恢复骨性支持、重建外表面。应根据预定的目的选择合适的皮瓣。在下述病例中，会解释三个问题。

　　这例病人鼻部遭肿瘤侵犯，既往已经三次手术导致全鼻缺损。内衬、骨性支持和外表面都需修复（图 4-8-2-1）。

　　1. 鼻内衬重建　对于修复的内衬，根据每个病人的独特性有不同的选择。首先应尽可能选择薄瓣。如果鼻中隔仍然健康，隔膜黏骨膜瓣是一个很好的选择。然而，在鼻中隔缺损的患者中，游离皮瓣是第一选择。其中，薄的筋膜瓣可用以减少鼻腔通道的中断。对于上面这个患者，第一步是恢复鼻腔内壁。由于这个病人没有健康的鼻中隔，选择了前臂桡侧皮瓣。此设计综合了 Menick 和 Walton 博士的设计思路。同时，最大限度地利用周围组织形成折叶覆盖皮瓣，以尽量减少对鼻气道的干扰（图 4-8-2-2，图 4-8-2-3）。

　　2. 鼻腔结构支持重建　结构支持是一个必须考虑的重要问题，否则鼻子的形状不能保持。首先，由于这个病人没有鼻子的轮廓，必须模拟可能的鼻外形。

　　鼻内衬修复后，通常用自体肋软骨做鼻腔结构支持重建。此病例用同种异体肋软骨做鼻腔支撑。效果同样很好。由于相比西方人而言，亚洲人鼻骨架并不相同。在亚洲人中，鼻中隔的支持通常较弱，上部和下外侧软骨相对较小而薄弱。因此，重建的鼻骨骼支持结构应尽可能与亚洲人的鼻软骨特点相似（图 4-8-2-4）。

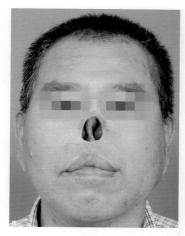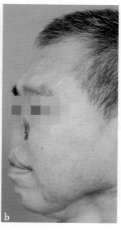

图 4-8-2-1　全鼻缺损修复前
a. 正面照　b. 侧面照

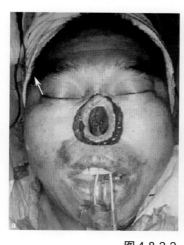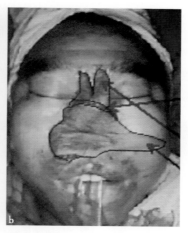

图 4-8-2-2　鼻内衬重建
a. 鼻部切口　b. 前臂游离皮瓣覆盖：上方两叶用于对鼻内衬的重建，左侧叶修复鼻翼，皮瓣血管与面动静脉吻合

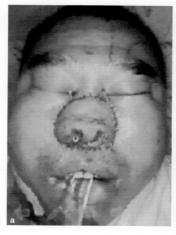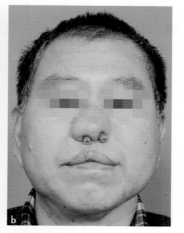

图 4-8-2-3　鼻内衬重建完成
a. 鼻腔内衬手术完成，橡胶管维持鼻孔外形　b. 3 个月后

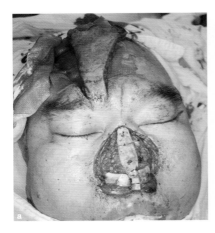 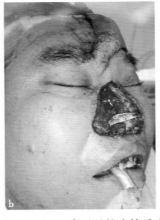 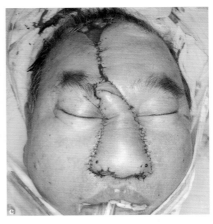

图 4-8-2-4 鼻腔结构支持重建

a. 鼻部前臂皮瓣的皮肤切除。肋软骨雕刻成型，分别恢复鼻背、鼻小柱、大翼软骨 b. 侧面观 c. 额瓣转移覆盖创面并恢复鼻外形

3. **鼻腔外表面重建** 在包括游离皮瓣、局部皮瓣、区域皮瓣的众多皮瓣中，额瓣是最适用于鼻重建的。因为它提供了最佳的纹理和颜色匹配。

在这个病例中，选择了正中前额瓣，血供来源于同侧滑车上血管。在一般情况下，手术方案有二期手术和三期手术两种。与 Menick 博士描述的类似，在一期转移额瓣后，重新掀起额瓣并在局部削薄后进行原位复位。这对于在塑形鼻骨骼支持的同时修改鼻轮廓很有帮助。Walton 博士则坚持在二期手术后进行第三期修正。很难比较哪一种方案会更好，术式的选择因人而异（图 4-8-2-5）。

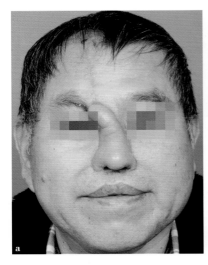 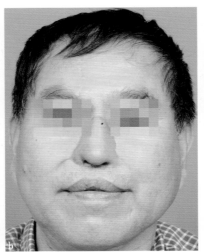 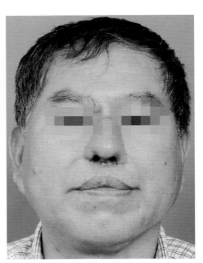

图 4-8-2-5 鼻外表面重建

a. 额瓣断蒂前 b. 额瓣断蒂后 c. 术后 6 个月

（崔钟宇 刘建华 译）

第三节 额部扩张皮瓣全鼻重建术
Total nose reconstruction by expanded forehead flap

一、适应证

1. 集中于鼻头部位的超过 4 个亚单位的缺失的外伤或烧伤疤痕性鼻缺损。
2. 分散的亚单位缺失超过 3 个的外伤或烧伤疤痕性鼻缺损。

3. 类似以上分布范围的鼻良性肿瘤。

4. 严重的鼻恶性肿瘤需要扩大切除范围的病例。

5. 多发的鼻基底细胞癌。

6. 以上缺损多半伴有相应部位鼻软骨和硬骨支架结构以及鼻腔黏膜组织的缺失。

二、手术方法及步骤

全鼻再造一般包括三个部分的重建：①鼻衬里重建；②鼻骨、软骨等支撑结构的重建；③外鼻覆盖皮肤等软组织的重建。

鼻衬里的重建：一般采用局部翻转皮瓣或者以鼻外侧动脉为蒂的单侧或者双侧岛状翻转皮瓣；肋软骨是鼻骨、软骨支架重建的首选自体构建材料，肋软骨一般选择病人第七和第八肋，在构建支架时必须进行必要的雕刻；额部皮瓣由于皮瓣色泽和质地和外鼻皮肤最为接近，因而是进行全鼻再造的最理想供区，在该供区被彻底破坏的情况下可以应用上臂皮管或者远位游离预构皮瓣（图4-8-3-1～图4-8-3-5）。

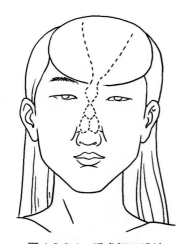

图4-8-3-1　手术切口设计
以鼻外侧动脉为蒂的翻转岛状瓣为衬里，额部扩张岛状瓣为外覆盖的全鼻再造手术切口设计

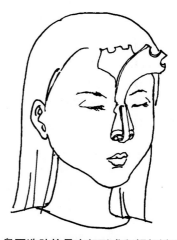

图4-8-3-2　鼻再造肋软骨支架形成和额部瓣形成
选择病人第七或第八肋软骨，根据鼻软骨支撑形态进行必要的雕刻组合构建新的鼻支撑结构；然后取出额部扩张器，切取以单侧滑车上血管为蒂的岛状皮瓣

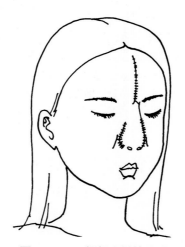

图4-8-3-3　额部皮瓣转移缝合
额部皮瓣逆时针方向旋转180度后覆盖软骨支架，额部供区直线缝合关闭，保留蒂部直到术后一个月断蒂修整

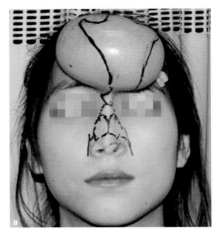
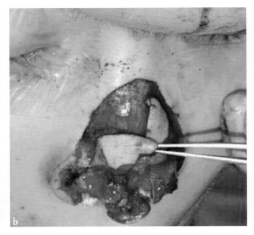
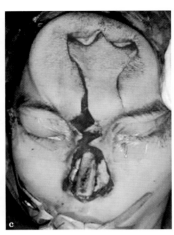

图 4-8-3-4 额部扩张皮瓣术前设计和术中过程

a. 额部皮肤经过 2 个月的扩张后,进行术前设计　b. 鼻外侧动脉为蒂的双侧岛状翻转皮瓣,翻转后皮瓣作为鼻腔的衬里
c. 肋软骨经过雕刻就位后,取出扩张器切取额部皮瓣在皮下潜行分离,蒂部保留血管供应,然后向下旋转并且覆盖肋软骨支架,边缘经修整后对位缝合,1 个月后切断蒂部并且修整切口

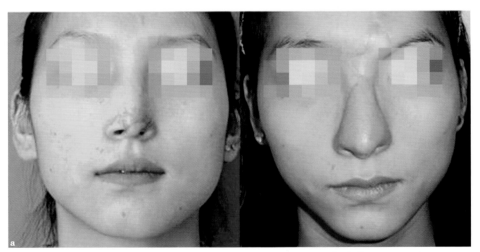

术前　　　　　　　　　　　　　　　术后1年

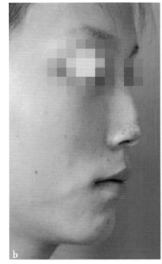
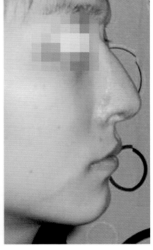

术前　　　　　　　　　　　　术后1年

图 4-8-3-5 额部扩张皮瓣全鼻再造手术病例观察
a. 手术前后正面照　b. 手术前后侧面照

三、注意事项

1. 额部皮瓣设计时应注意超过所需面积的20%；

2. 鼻外侧动脉为蒂的双侧岛状翻转皮瓣制作时，应注意避免损伤鼻外侧动脉，同时皮瓣能比较松弛地覆盖鼻腔黏膜缺损区域；

3. 关于重建后的鼻子大小的选择，一般参照患者父母的鼻型大小和患者本身意愿进行适当放大。

第四节　胸部预构皮瓣行全鼻和上唇联合重建术
Prefabricated chest flap for combined total nasal and total upper lip reconstruction

一、适应证

1. 外鼻完全缺失合并上唇等周围面部器官缺失的外伤或烧伤瘢痕性鼻缺损。

2. 额部皮肤和皮下组织完全破坏的全鼻缺损患者。

3. 严重的大范围鼻恶性肿瘤需要扩大切除累及周边器官的病例。

4. 多发的面部基底细胞癌或者其他恶性肿瘤需要大面积切除面部器官再进行重建的病例。

5. 以上缺损伴有相应部位鼻软骨和硬骨支架以及鼻腔和口腔黏膜的广泛缺失。

二、手术方法及步骤

预构皮瓣的全鼻再造有两个供区可以选择：一个是颈前连带前胸供区，第二个是前臂皮瓣供区。由于颈部皮肤色泽和质地和面部最匹配，对于大面积的面部器官重建常常选择前一个供区。

首先，切取以旋股外侧动静脉降支为蒂的大腿筋膜瓣，血管移植吻合面动脉和面静脉，把筋膜放到胸前皮下扩张器上（图4-8-4-1）。

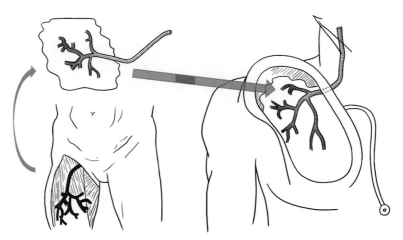

图4-8-4-1　前胸预构皮瓣全鼻和上唇重建示意图：皮瓣预构

切取以旋股外侧动静脉降支为蒂的大腿筋膜瓣，血管移植吻合至面动脉和面静脉，同时在胸前皮下放置扩张器，并且把筋膜放到扩张器上和皮肤之间固定，缝合切口后进行扩张，根据修复皮瓣的面积大小一般需要3～5个月左右（图4-8-4-2）。

经过一段时间的扩张后取出扩张器，采取自体肋软骨构建鼻支架和上唇支架埋入扩张皮瓣进行寄养。经过一个月后带血管蒂将预构完成的鼻唇组织向上转移修复鼻唇区域的全层缺损，供区直接关闭缝合（图4-8-4-3）。

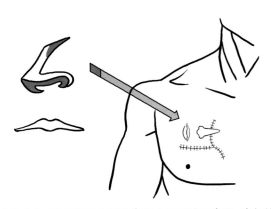

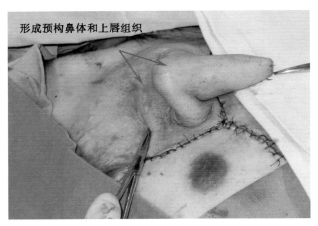
形成预构鼻体和上唇组织

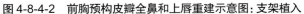

图 4-8-4-2 前胸预构皮瓣全鼻和上唇重建示意图：支架植入　　图 4-8-4-3 在前胸预构全鼻和上唇

前期以旋股外侧动静脉降支为蒂的大腿筋膜瓣，血管移植吻合面动脉和面静脉，如图 4-8-4-1 所示。然后把筋膜放到胸前皮下扩张器上，经过 3 个月左右的皮肤扩张，取出扩张器，将雕刻好的肋软骨直接重组，用扩张皮瓣包裹形成预构的鼻、唇组织，如图 4-8-4-2 所示。经过一个月预构后，再切取构建好的鼻、唇组织并连带血管蒂转移至缺损区域进行鼻唇的重建（图 4-8-4-4）。

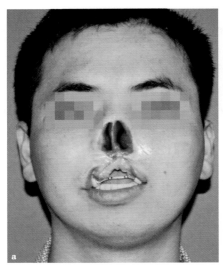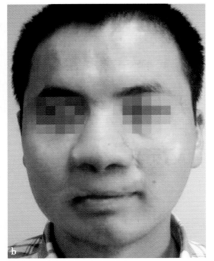

图 4-8-4-4 典型病例

A. 患者于 3 年前因外伤造成全鼻及上唇大部分缺损　B. 经前胸预构皮瓣行全鼻和上唇重建后 1 年

（刘　凯　李青锋）

参考文献

1. 王美青. 口腔解剖生理学. 第 7 版. 北京：人民卫生出版社，2013

2. 张志愿. 口腔颌面外科学. 第 7 版. 北京：人民卫生出版社，2013

3. Marios L，Joel H，Robert G，et al. A detailed observation of variations of the facial artery，with emphasis on the superior labial artery. Surg Radiol Anat，2006，28：316-324

4. 杨甄宇，谭晓燕. 亚洲人鼻形态及鼻尖整形手术的进展. 中国美容整形外科杂志，2012，23（4）：240-243

5. 施嫣彦，谭晓燕，杨甄宇. 自体耳廓软骨和鼻中隔软骨在鼻尖整形术中的应用. 现代实用医学，2011，23（10）：1152-1153

6. 王炜. 鼻整形美容外科学. 杭州：浙江科学技术出版社，2011

7. 戴利，郑永生. 歪鼻畸形的治疗进展. 中华整形外科杂志，2011，27（2）：155-157

8. 薛志强，曾高，路会，等. 歪鼻畸形的综合整复. 中华整形外科杂志，2011，27（2）：129-130

9. Eren Fikret，Öksüz Sinan，Melikolu Cenk，et al. Saddle-Nose Deformity Repair with Microplate-Adapted Costal Cartilage. Aesthetic Plastic Surgery，2014，38（4）：733-741

10. Hyun SM，Jang YJ. Treatment Outcomes of Saddle Nose Correction. JAMA FACIAL PLASTIC SURGERY，2013，15（4）：280-286

11. Himy S，Zink S，BodinF，et al. Calvarial bone grafting in augmentation rhinoplasty. Long-term results. REVUE DE STOMATOLOGIE ET DE CHIRURGIE MAXILLO-FACIALE，2009，110（5）：256-262

12. 石冰. 唇腭裂修复外科学. 成都：四川大学出版社，2004

13. Molendijk Josher，Pendleton Courtney，Rachwalski Martin，et al. Harvey Cushing's Contributions to Plastic Surgery：Bilateral Cleft Lip Repair. CLEFT PALATE-CRANIOFACIAL JOURNAL，2014，51（1）：105-109

14. Joseph E. Losee，Richard E. Kirschner. 唇腭裂综合治疗学. 石冰，郑谦，译. 北京：人民卫生出版社，2011

15. Salyer. 唇腭裂手术图谱. 石冰，李盛，译. 北京：人民军医出版社，2008

16. 王龑，李承浩. 唇腭裂的手术治疗. 北京：人民军医出版社，2015

17. McCarthy. 现代整形外科治疗学. 赵敏，译. 北京：人民卫生出版社，2007

18. Shi Bing. Cleft Lip and Palate Primary Repair. Springer and Zhejiang university Press，2013

19. 邢龙. 扇形组织瓣在修复下唇缺损中的应用体会. 甘肃医药，2012，31（5）：353-355

20. 刘积东，朱海燕，林中梅. 下唇肿瘤切除后缺损的手术修复. 中华皮肤科杂志，2013，46（10）：756-757

21. 钱玉泽，赵文广，孙淑杰. 120 例唇缺损整复. 北京口腔医学，2001，9（2）：88-89

22. 李瑞武，孙长伏，秦兴军，等. 功能性下唇缺损修复重建术. 口腔颌面外科杂志，2001，11（增）：40

23. 邱蔚六. 口腔颌面外科学. 第 3 版. 北京：人民卫生出版社，1995

24. 周树夏. 手术学全集. 口腔颌面外科卷. 北京：人民军医出版社，1994

25. 刘建华，吴求亮. 改良唇颊组织瓣修复下唇大部缺损. 口腔医学，1993，14（4）：95-96

26. 刘建华，吴求亮，曹之强，等. 下唇肿瘤"V"形切除与矩形切除的几何学分析及结果评价. 口腔医学进展，2001，6（2）：54-56

27. 廖晓昕. 现代数学手册. 经典数学卷. 武汉：华中科技大学出版社，2000

28. 宋儒耀，方彰林. 美容整形外科学. 第 2 版. 北京：北京出版社，1992

29. Jeffrey P. Campbell. Surgical Management of Lip Carcinoma. J Oral Maxillofac Surg，1998，56：955-961

30. Zilinsky I, Winkler E, Weiss G, et al. Total lower lip reconstruction with innervated muscle bearing flaps. a modification of the Webster flap. Dermatol Surg, 2001, 27（7）: 687-691

31. Bradley C, Leake JE. Compensatory reconstruction of the lips and mouth after major tissue loss. Clin Plast Surg, 1984, 11（5）: 637-642

32. 刘建华, 徐昕, 曹之强. 下唇滑行瓣法即时修复唇癌切除后缺损. 口腔颌面外科杂志, 1991, 1（2）: 46-47

33. Jang Yong Ju, Alfanta, Eduard M. Rhinoplasty in the Asian Nose. Facial Plastic Surgery Clinics of North America, 2014, 22（3）: 357–377

34. 刘建华, 吴求亮, 曹之强. 唇癌术后缺损的一期修复. 口腔医学进展, 1999, 4（1）: 31-32

35. 刘建华, 章明, 吴求亮. 面动脉血管铸型及其在唇颊部皮瓣选择中的意义. 口腔医学进展, 2001, 6（3）: 8-10

36. Jianhua Liu, Tadashi Okutomi, Zhiqiang Cao, et al. Modified buccal tissue sliding flaps for large lower lip defects. J Oral Maxillofac Surg, 2001, 59（8）: 887-891

37. 刘建华, 吴求亮. 唇缺损修复的手术进展（综述）. 口腔医学进展, 2002, 7（1）: 28-31

38. 刘建华, 吴求亮. 唇组织延伸性在皮瓣设计中的意义研究. 口腔医学进展, 2002, 7（1）: 15-16

39. 刘建华, 吴求亮. 唇、鼻唇沟复合组织瓣即刻修复偏一侧口角的下唇癌术后缺损. 口腔医学进展, 2002, 7（1）: 10-11

40. 章晓鸣, 刘建华, 吴求亮. 偏一侧口角的下唇癌术后缺损的修复. 中华整形外科杂志, 2003, 19（02）: 109-110

41. 劳逸, 金亭曼, 刘建华, 等. 改良 Bernard 滑行瓣修复唇癌术后缺损. 杭州师范学院学报（医学版）2003, 24（5）: 25-26

42. 卢萌, 刘建华. 唇颊部滑行皮瓣修复半侧上唇缺损4例. 临床口腔医学杂志, 2007, 23（11）: 682-683

43. 唐建芳, 刘建华. 下唇带血管复合组织瓣即刻修复半侧上唇缺损. 口腔医学, 2008, 28（8）: 446-447

44. 包霆威, 王榕, 黄旭, 等. 鼻唇沟双动脉蒂岛状肌皮瓣修复上唇缺损二例. 中国修复重建外科杂志, 2009, 23（6）: 746-747

45. 刘建华, 王颖. 口腔颌面部肿瘤术后缺损修复的特点[专家笔谈]. 中华临床医师杂志, 2012, 6（19）: 786-788

46. Cho Gye Song, Jang Yong Ju. Deviated Nose Correction: Different Outcomes According to the Deviation Type. LARYNGOSCOPE, 2013, 123（5）: 1136-1142

47. Heppt W. Techniques for correction of the nasal dorsum. OTORHINOLARYNGOLOGY, 2013, 61（3）: 267-279

48. Jin Hong-Ryul, Won Tae-Bin. Nasal hump removal in Asians. ACTA OTO-LARYNGOLOGICA, 2007, 127（558）: 95-101

49. Cakir Baris, Oreroglu Ali Riza, Daniel Rollin K. Surface Aesthetics in Tip Rhinoplasty: A Step-by-Step Guide. AESTHETIC SURGERY JOURNAL, 2014, 34（6）: 941-955

50. Sasor Sarah E, Flores Roberto L, WoodenWilliam A, et al. The Cost of Intraoperative Plastic Surgery Education. JOURNAL OF SURGICAL EDUCATION, 2013, 70（5）: 655-659

51. Mahmoud Ahmed Abdelaal Ahmed, Fouad Ahmed Zaghloul, Mansour Mohamed Ahmed, et al. A novel intubation technique in bilateral cleft palate pediatric patients: hard gum shield-aided intubate. PEDIATRIC ANESTHESIA, 2013, 23（4）: 349-354

52. Chen Bo, Yin Ningbei. Reconstruction of Upper Lip Muscle System by Anatomy, Magnetic Resonance Imaging, and Serial Histological Sections. JOURNAL OF CRANIOFACIAL SURGERY, 2014, 25（1）: 48-54

53. Kim Suk Wha, Oh Myungjune, ParkJong Lim, et al. Functional reconstruction of the philtral ridge and dimple in the repaired cleft lip. JOURNAL OF CRANIOFACIAL SURGERY, 2007, 18（6）: 1343-1348

54. CuttingCB, DayanJH. Lip height and lip width after extended Mohler unilateral cleft lip repair. PLASTIC AND RECONSTRUCTIVE SURGERY, 2003, 111（1）: 17-23